Die Medizin der Inneren Uhr – Wie Zeitgeber Ihre Gesundheit schützen.
1. Auflage 2017

Verlag: CreateSpace
ISBN-13: 978-1540 812 483
ISBN-10: 1540 812 480
Printed in Germany by Amazon Distribution GmbH

Die Medizin der Inneren Uhr

Erik Pfeiffer

Signale der Umwelt als moderne menschliche Medizin

Unser Organismus muss für jede seiner Zellen ständig entscheiden, welche Lebensstrategie sie zu verfolgen hat. Zur Auswahl stehen biologische Programme, welche sich in 3,5 Milliarden Jahren Evolution herauskristallisiert haben und uns genetisch, in Form unserer DNA, hinterlassen wurden.

Einen gewichtigen Beitrag bei dieser Wahl spielt unsere innere Uhr. Sie versucht konstant festzustellen, ob es gerade Sommer oder Winter, Tag oder Nacht ist. Anhand ihrer Wahrnehmung befiehlt sie den strategischen Kurs, ob Wachstum oder Aussortieren, Reproduktion oder Überleben.

Doch was passiert, wenn eine Zeit wahrgenommen wird, für die es evolutionär keine Referenz gibt? Was passiert, wenn nicht die Hitze des Sommers, die Dunkelheit der Nacht oder die Kälte des Winters, sondern Nachtarbeit, künstliches Licht, eine finanzielle Belastung oder die Angst, den Arbeitsplatz zu verlieren, zum Taktgeber unserer inneren Uhr werden?

Weder die Romantisierung von Vergangenem, noch ein ignorantes Beiseiteschieben der aktuellen Lage sind die Lösungsansätze in diesem Buch. Wir streben hier nach einer weisen Gestaltung unseres Alltags unter Berücksichtigung der modernen Möglichkeiten, die wir heute haben. Das Ziel ist es, dass unsere innere Uhr wieder die Befehle gibt, die unsere Gesundheit schützen.

Was wäre, wenn Sie mit über Milliarden Jahre getesteten *Umweltsignalen als Medizin* wieder genau die Programme bewusst entfalten können, die nicht nur Ihre Gesundheit reaktivieren... sondern auch all die *menschlichen* Strategien, die in Ihnen nur darauf warten, aktiv zu werden: Intelligenz, Willenskraft, Schönheit, Sprache, Mitgefühl, Kreativität und mehr.

5

Was Sie konkret in diesem Buch erwartet

Dieses Buch ist eine Art Crashkurs darin, das Wechselspiel von Umwelt und Mensch hinsichtlich unserer Gesundheit zu verstehen. Wir werden daraus Konsequenzen ableiten, die es Ihnen ermöglichen, hier die Fäden weit mehr selbst in die Hand nehmen können, als Sie es heute wahrscheinlich tun.

Sie werden verstehen, welche kleinsten Änderungen in Ihrer Lebensweise bereits einen großen Unterschied machen können, selbst wenn bei Ihnen eine moderne Krankheit bereits am Rollen ist. Sie werden außerdem verstehen, warum isolierte pharmazeutische Wirkstoffe im Gegensatz zu „Umweltsignalen als Medizin" nicht die für Ihre Gesundheit so wichtigen konzertierten, zwischen den Körpersystemen abgestimmten Anpassungen realisieren können.

Vielleicht sind Sie auch ein junger, gesunder Mensch. Dann wird dieses Buch für Sie beleuchten, wie Sie weniger dramatische (wie z.B. Haarausfall), lebenseinschränkende oder gar -bedrohliche chronische Krankheiten des Alters mindestens eindämmen können: Anstatt darauf zu hoffen, dass eines Tages ein Mittel gegen alle Zivilisationskrankheiten erfunden wird, geben Sie mithilfe von kleinen, routinemäßig eingesetzten starken Umweltsignalen Ihren Genen selbst die notwendigen Anweisungen, Ihre Gesundheit ein Leben lang zu schützen.

Inhalt und Aufbau

Das Buch ist wie folgt aufgebaut:

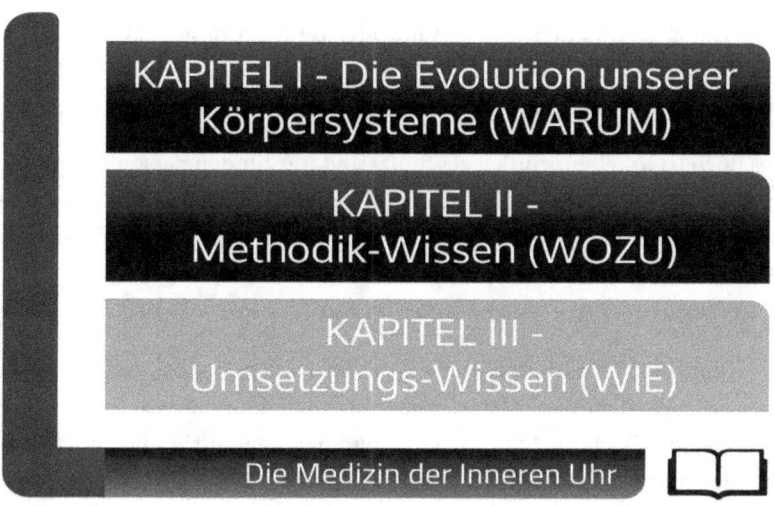

Übersicht der Buchinhalte

Zuerst werden wir beleuchten, wie und warum sich unsere Organe und Körperfunktionen in der Geschichte des Lebens überhaupt entwickelt haben (Kapitel I). Das gibt uns die Grundlage für den nächsten Teil: Hier werden wir verstehen, was unsere innere Uhr dazu veranlasst, den Befehl zu geben, dass ein System abgebaut wird (chronisch-degenerative Erkrankung) oder zur Entfaltung, zu Gesundheit und Leistungsfähigkeit gebracht wird (Kapitel II).

In Kapitel III werden wir alle wichtigen, praktischen Handlungsmöglichkeiten aus den Erkenntnissen der vorherigen Kapitel ableiten. Hier geht es um konkrete Vorgehensweisen, wie wir unser genetisches Erbe in einer modernen Welt behüten und gedeihen lassen können.

Das vollständige Inhaltsverzeichnis finden Sie am Ende des Buches.

Hinweise

Der Kürze halber wird nur das generische Maskulinum verwendet; Leserinnen sind selbstverständlich gleichermaßen angesprochen.

Dieses Buch dient nur zu Informationszwecken und stellt keine medizinische Beratung dar. Der Autor übernimmt keine Haftung oder Verantwortung für entstandene Schäden durch angewandte Methoden und haftet folglich auch nicht. Für jede Entscheidung, die aufgrund dieses Buches getroffen wird, ist der Leser selbst verantwortlich.

Wie jede andere Veröffentlichung ist auch dieses Buch eine These, die Sie bitte mit der notwendigen kritischen Distanz betrachten. Durch das Lesen der Fußnoten können Sie zwar detailliert den wissenschaftlichen Hintergrund meiner Aussagen nachvollziehen. Doch die Existenz von Fußnoten heißt nicht, dass etwas „wissenschaftlich bewiesen" ist.

Über den Autor

Hallo, mein Name ist Erik Pfeiffer und ich werde Sie in diesem Buch begleiten. Feierlich offiziell bin ich mit einem Bachelorabschluss in Sportwissenschaft und ein paar Nebenausbildungen qualifiziert. Das "universitäre" Denken in Disziplingrenzen, Prüfungen und Modulplänen habe ich jedoch nie übernommen. Ich bin glücklich und dankbar und genieße mein Leben. Und trotzdem treibt mich jeden Tag eine gewisse Unzufriedenheit an. Ich möchte jeden Tag in meinem Leben vorankommen und mein altes Ich hinter mir lassen. Selbstbestimmung und eine gewisse Freiheit sind 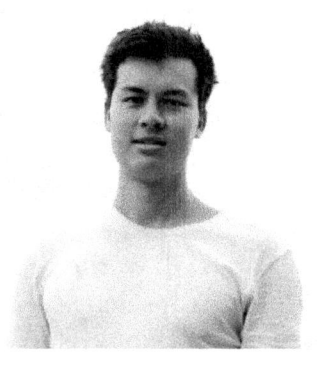 mir sehr wichtig und ich bin der Überzeugung, dass sie das Resultat eines erlernten, sich selbst erlaubenden, weisen Umgangs damit sind.

Das Leben und das Aufnehmen von Informationen bringt mich ständig an Grenzen der Verarbeitung. Dieses Buch ist bzw. war deshalb auch ein Versuch von mir, das größere Ganze zu sehen.

Prolog

Es ist kalt und dunkel. Wasser umgibt dich. Du peitschst nach vorne, nach vorne getrieben von einer mächtigen Flosse am Ende deines Körpers. Du schwimmst immer weiter und weiter, bis es langsam heller wird.

Das Wasser ist bereits von Sand und Erde durchmischt. Noch einmal windest du dich gegen jeglichen Instinkt nach vorne, bis du schließlich die Wasseroberfläche durchbrichst und an die schutzlose, warme Luft gelangst. Du versuchst verzweifelt etwas Sauerstoff in dich hineinzupumpen. Solange, bis der Schmerz wieder unerträglich wird. Du schaffst es noch, einen kurzen undeutlichen Blick vom Ufer zu erhaschen, bevor du erneut zurück ins Wasser gleitest. Wieder hast du es etwas länger ertragen. Erleichtert umarmst du das kühle Nass.

Dein Aussehen hat sich gewandelt. Die weiche schuppige ist einer ledrigen braunen Haut gewichen. Du liegst auf dem ebenfalls braunen Erdboden, um dich nach einer kühlen Nacht in der Sonne zu wärmen. Um dich herum liegen duftende Tannennadeln aus und der Wind streichelt sanft die Baumkronen.

Etwas streift dich plötzlich von hinten. Du erstarrst auf der Stelle. Eine sehr effektive, aber auch deine einzige Strategie. Das Etwas bewegt etwas vor deinen Augen hin und her, aber es hat dich nicht bemerkt. Du verharrst weiter, während in dir die Todesangst tobt.

Das Etwas geht schließlich weiter. Erleichtert spürst du deine Unversehrtheit, aber du merkst auch, dass das keine geeignete Lösung mehr ist. Du müsstest kämpfen können. Oder wergrennen, flüchten... doch es geht nicht, selbst wenn du gewollt hättest. Dein Körper war zu kühl, alles andere als die Angststarre wäre aussichtslos gewesen. Angst kennst du. Mut, Wut oder Aggressivität noch nicht. Vielleicht würde dir das helfen.

Du öffnest wieder die Augen und schaust aus dem Blattwerk eines mächtigen Baumes herab. Von dort schweift dein Blick über deine beiden Hände mit den vier Fingern und einem Daumen zu deiner Gruppe, von denen sich die meisten schon von den Brettwurzeln heruntergelassen haben. Dir ist aufgefallen, dass viele mittlerweile weit vor Sonnenaufgang aufwachen. Auch dich lässt der nagende Hunger zwar tief, aber nur noch immer kürzer schlafen. Nachts ist es außerdem bitterlich kalt. Obwohl am Tag die Sonne noch senkrecht am Himmel steht, entweicht die Hitze abends in den wolkenlosen Himmel. Du merkst, wie schwach du von der faserigen, und seit Monaten kargen Kost geworden bist.

Fröstelnd tritt einer nach dem anderen von euch in die trockene, weite Savanne. Während das Summen und Kreischen der Farnen und Gräser, Bäume, Ranken und Lianen immer ferner in deinen Ohren klingt, ist dir bewusst, dass ihr den Feuchtwald hinter euch lassen müsst. Wohin, weißt du nicht.

Wieder seid ihr auf der Wanderschaft. Seit Tagen folgt ihr in klirrender Kälte den Tierherden, durch Finsterwälder, Gebirgstäler, karge Steppen und glitzernden Schnee. Eure Vorfahren waren damals aus den Feuchtwäldern an die Ufer und Savannen gedrängt worden. Dort haben sie gelernt, Aas zu erbeuten, und Knochen und Muscheln zu öffnen. Schließen wurden Fehden und Konflikte unter Nachbarn jedoch immer häufiger. Gruppen mussten ausziehen und den Weg in den Norden antreten.

Doch die Konkurrenz gibt es hier auch: Euch etwas ähnliche Gestalten, die aber weit massiver und bulliger sind als ihr es seid.

Gestern Abend am Feuer wurden noch ihre herausragenden und euch überlegenen Fähigkeiten als Jäger besungen. Heute jedoch, nachdem ihr selber zur Jagd aufgebrochen seid, hat sich zu dieser Bewunderung ein tiefer Glaube in euch selbst gesellt, der eure gesamte Gruppe erfasst zu haben scheint. Ihr habt damals versucht, Wolf-Babys einzufangen und aufzuziehen, unter Lebensgefahr. Doch die Neugierde ob es klappen könnte und das Vertrauen und die Zuversicht waren größer als die Angst.

10

Es hat geklappt. Wie durch einen Tunnel folgt ihr in kühler Erregung der aufgenommenen Fährte. Schon bald werden die mittlerweile ausgewachsenen Wölfe die Beute erspähen können und die Hetze beginnen. Ihr werdet mit euren Speeren und Pfeilen nacheilen und dem schwächsten oder ältesten Tier, welches mit der Herde nicht mehr mithalten kann, den Todesstoß versetzen. Dass ihr mit dieser Strategie zu den besten Jägern des Kontinents aufsteigen werdet und die Neandertaler, die Bulligen, deswegen aussterben werden, ahnst du noch nicht.

Wieder wechselt die Szene.

Es ist 7 Uhr morgens. Du springst aus deinem Bett und bewegst dich zur Duschzelle, wo du die Minuten zählst, während das eiskalte Wasser erbarmungslos auf deine Haut trifft.

Wenn du unter der glühenden Mittagssonne den Berg hinauf rennst, dann tust du das, obwohl dich keine Gefahr bedroht. Wenn du dich mit nackten Füßen an der Waldlichtung bewegst oder Bücher liest, dann tust du das obwohl dein Kühlschrank gefüllt ist.

Alles was du noch tust, ist ein Bonus, freiwillig. Doch dir geht es jetzt um weit mehr als nur das Überleben. Du hast dir einen mächtigen Grund, einen Sinn gegeben, warum diese Geschichte im Guten weitergehen soll.

Ein von frühzeitigem Tod gepflasterter Weg zur Menschwerdung

Unsere Vorfahren haben in Regenwäldern, an Ufern und Stränden, in Wüsten und Steppen überlebt. Sie haben verschiedene biologische Mutationen, zufällige Kopierfehler der DNA, unter Begegnung von Not, Schmerzen und Lebensgefahr in verschiedenen Umgebungen getestet. Die meisten Individuen mussten dabei frühzeitig ihr Leben lassen. Doch unsere direkten Vorfahren haben immer eine gute Strategie gefunden um zu überleben und zu reproduzieren. Denn sonst würden Sie nicht hier sitzen und dieses Buch lesen.

Welche Erkenntnisse Ihnen in Form Ihrer DNA weitergegeben wurden, sehen wir, wenn wir einen Blick in unsere Evolutionsgeschichte werfen. An dieser Geschichte unserer Menschwerdung können wir jedoch noch mehr ablesen: Welche Umweltreize sind die Entscheidenden, um auch in einer modernen, zivilisierten und natürlicherweise reizärmeren Umgebung unsere menschlichen Systeme zu Ausprägung und Erhalt (Gesundheit) zu bringen?

Natürlich können wir nicht beliebig bestimmen, welche Gene wir an- und ausknipsen. Doch wenn wir heute krank werden, dann liegt in den meisten Fällen kein Defekt in unseren Genen vor, sondern in unserer Umwelt.

„Nichts in der Biologie macht Sinn ohne es im Lichte der Evolution zu betrachten." – Theodosius Dobzhanksy, 1973[1].

„Eine biologische Problemstellung ist erst dann gelöst wenn sowohl der proximale (physio-biochemische) als auch der evolutionäre Sachverhalt aufgeklärt wurde." – Ernst W. Mayr, 1982[2].

---

[1]   Dobzhansky 1973 Essay, mit gleichem Titel.
[2]   Mayr 1982 Monographie, „The growth of biological thought - Diversity, evolution, and inheritance".

KAPITEL I – Evolution und Devolution: Die Entwicklung zum (zivilisierten) Menschen

Vom Urknall vor mehr als 13 Milliarden Jahren dauerte es fast 10 Milliarden Jahre bis das erste Leben auf diesem Planeten erschien. Die Entstehung dieses Planeten vor ca. 4,6 Milliarden Jahren, die Entwicklung von Aminosäuren, Glucose oder anderen Molekülen (die *chemische Evolution*) waren und sind die Grundlage dessen.

Auch der Wechsel von Tag und Nacht an einem Tag auf diesem Planeten ist eine Urkonstante unserer *biologischen* Evolution. Andere Bedingungen auf der Erde haben sich jedoch immer wieder verändert. Diese waren ständiger Anlass für das Leben, neue, innovative stresslösende Systeme zu entwickeln, die wir nun besprechen möchten.

1.1 Das Metabole System (Biochemie)

Eine der ersten Herausforderungen, mit dem Lebewesen konfrontiert wurden, war und ist Energiemangel. Zu wenig Energie schließt Leben aus, denn ohne Energie kann keine Arbeit verrichtet werden.

Um dem entgegenzuwirken, hat die biologische Evolution das **metabole System** entwickelt, welches bereits in den ersten existierenden (einzelligen) Lebewesen vor etwa 3,5-4 Milliarden Jahren auftauchte.

Dieses System steuert unseren **Energiehaushalt**, was bedeutet, dass es einerseits für eine ausreichende Aufnahme energiereicher Substanzen, also Nahrung, zu sorgen hat und andererseits diese speichern und effizient wieder dem Organismus zur Nutzung bereitzustellen hat. Denn während in der Umwelt der Zugang zu Energie fluktuiert, muss er im Organismus konstant gehalten werden.

Deshalb sind metabole Speicherzellen, bei Tieren die Fettzellen, evolutionär darauf programmiert, in Zeiten von Überfluss in der Umwelt so viel Energie wie möglich zu speichern (und auch in Zeiten von Mangel wieder abzugeben). Im Gegensatz zu den Tieren legen Pflanzen überschüssige Energie aus dem Ernten von Sonnenlicht als Stärke (Kohlenhydrate bzw. Glucose-Ketten) ab. Diese weniger kompakte Lösung stellt kein Problem dar, weil Pflanzen sich nicht bewegen können.

Mit energiereichen Ressourcen, sei es aus Speichern oder direkt aus der Nahrung, kann eine lebende Zelle eine Art „Turbinen" antreiben, um **ATP**, die Energie-Einheit der Zelle, herstellen zu können.

Eine Zelle benötigt nicht nur Energieträger, sondern auch Mikronährstoffe und Baustoffe, um seinen Stoffwechsel zu durchlaufen. Das alles ist normalerweise in der Nahrung, einer biologischen Matrix von Nährstoffen, bedarfsgerecht gesammelt.

Noch heute nutzt jedes Leben auf diesem Planeten ein metaboles System, um seine Umwelt zu bewältigen: Bakterien, Pilze, Pflanzen und Tiere.

1.2 Das Immunsystem (Biochemie) und ein verbessertes Energiemanagement – vom Einzeller zum Vielzeller[3]

Einzeller entwickelten sich zu Mehrzellern, indem sie andere Zellen zwar verspeisten, aber nicht verdauten. Darauf zu verzichten birgt den Vorteil, dass Mehrzeller vor den Einwirkungen der Umwelt, wie Temperatur oder Feinden, besser geschützt sind als Einzeller. Zudem wird darüber das genetische Repertoire, die Flexibilität, auf eine Umwelt reagieren zu können, schlagartig erweitert. Dies alles bezahlt die Einzelzelle, wenn sie im Körperinneren lebt, jedoch mit einem verschlechterten Zugang zu Umweltinformationen wie Licht oder Temperatur. Sie konnte sich also erst einmal schlechter an ihre Umgebung anpassen.

Das ist in Vielzellern jedoch nicht so geblieben. Heute haben diese immer sowohl Zellfraktionen, die sich auf die Wahrnehmung und Weitergabe der Umweltsituation spezialisiert haben, als auch Zellfraktionen, die diese Umwelt-Informationen verarbeiten können. Das ist enorm wichtig, damit die knappen, dem Gesamt-Organismus zur Verfügung stehenden Ressourcen, je nach Anforderungen der Umwelt, sinnvoll an seine Zellen verteilt werden können. Auf dieses Energieverteilungs-Management werden wir noch detailliert eingehen. Beim Menschen nennt sich die Zellgruppe, die allen von Umweltinformationen abgeschnittenen Zellen diese aufbereitet, **Hypothalamus**, und hat ihren Sitz im Zwischenhirn.

Genauso entwickelten die ersten Mehrzeller Formen von biologischer Kooperation[4]: Eine frühe Innovation in diesem Bereich war wahrscheinlich die **Zellatmung**. Nachdem zuerst Einzeller mit **Mitochondrien** (das sind auf den Sauerstoff-Konsum spezialisierte Bakterien) eine Zusammenarbeit eingegangen waren, konnten sie ihre ATP-Produktion aus einem Molekül Glucose von 2 Molekülen ATP auf 36 Moleküle erhöhen. Bei der Zellatmung ist der enzymatische

---

[3]   Hanschen et al. 2016 Genanalysen der Gonium Pectorale Kolonie-Alge, wichtig sind z.B. ab dann Gene, die Zellwachstum und –teilung regulieren und koordinieren.
[4]   http://www.ncbi.nlm.nih.gov/pmc/articles/PMC3982664/table/RSTB20130362TB2/ hier finden Sie weitere Formen von Kooperation im Tierreich, z.B. Arbeiterbienen etc.

Aufwand zwar wesentlich höher, wodurch sich der Prozess erheblich verlangsamt. Doch sobald sich alle Zellen in der lokalen Umgebung daran halten, dann profitieren wiederum alle davon[5].

Eine weitere Innovation, die mit dem Aufkommen von Vielzellern notwendig wurde, war ein **Immunsystem**[6]: Dieses ermöglicht eine Unterscheidung zwischen körperfremder Zelle, Nahrung und körpereigener Zelle[7].

Seitdem sich Leben mehrzellig organisiert, also seit mindestens 2,1 Milliarden Jahren[8], kann es dafür die Bedrohung durch Erreger geben. Der **Tod durch Infektion** wurde für diese Lebensformen zu einer möglichen Gefahr. Er hat bislang in unserer Evolution heftige Auslese betrieben. Infektion ist nach Energiemangel also der zweitwichtigste evolutionäre Stressor.

An dieser Stelle, im Status von weiterentwickelten metabolen und Immunsystem, trennten sich schließlich die Wege der Vielzeller: Vor rund 600 Millionen Jahren fingen die ersten (Wasser-)Tiere an, sich *aktiv* über die tektonischen Platten dieses Planeten zu bewegen, während andere Zellverbände sich als Pilze oder Pflanzen im Erdboden oder an anderer Stelle fest verwurzelten. Erst nur im Meer, und später, beginnend vor etwa 385 Millionen Jahren, auch an Land.

Bis hierhin hatte die Evolution auf die Aufgaben, die ihr die Umwelt gestellt hatte, also (u.a.) mit der Entwicklung eines metabolen und eines Immun-Systems geantwortet. Doch dabei sollte es nicht bleiben.

---

5   Pfeiffer et al. 2001 Review, welcher das „evolutionäre Dilemma" beschreibt, wonach Zellen mit einer hohen ATP-Produktions-Rate aber geringer –Ausbeute einen Selektionsvorteil in der Konkurrenz um begrenzte geteilte Ressourcen haben.
6   Hier geht es um ein Immunsystem, welches zu einer Entzündungsreaktion fähig ist, um Körperfremdes zu zu eliminieren. Barrieren und Teile des angeborenen Immunsystems (welche ohne die Notwendigkeit, zu entzünden, funktionieren) sind schon rund 4 Mrd. Jahre alt.
7   Verantwortlich hier u.a. der „Toll Pathway", Menschen benutzen bis heute Toll-like Rezeptoren.
8   Albani et al. 2010 Funde von komplexeren Eukaryoten im heutigen Gabun, Zentralafrika; genau genommen könnte es schon vorher pathogenen Stress gegeben haben, z.B. durch Viren; mehrzelliges Leben hat sich in allen Reichen unabhängig entwickelt; manche Quellen gehen bei Tieren von vor ca. 900 Mio. Jahren, bei Land-Pflanzen von vor ca. 750 Mio. Jahren aus.

1.3 Bewegungssystem und Bewusstsein (Verhalten) – von der Pflanze zum Tier

Der ursprüngliche Bewusstseinszustand des Lebens ist der Schlaf. Die Bewusstlosigkeit.

Damit einher geht, dass das „Nacht"- bzw. Schlaf-Hormon Melatonin[9] viel früher in der Evolution auftauchte als mit Bewusstsein verknüpfte „Tag-Hormone" wie Dopamin oder Cortisol. Melatonin ist deshalb heute sowohl in Pflanzen als auch Tieren und Pilzen nachweisbar[10].

Metabole und immunologische Aufgaben können in allen Tieren noch vollständig ohne Bewusstsein absolviert werden. Hier gibt es noch keinen Unterschied zwischen Tier und Pflanze.

Es kann jedoch einen Vorteil bedeuten, *aktiv* Nahrung zu suchen, aktiv vor Feinden zu flüchten oder aktiv die Umwelt zu erkunden.

Dazu muss ein Organismus allerdings aus seinem Schlaf, seiner Bewusstlosigkeit erwachen und in einem bewussten Zustand Entscheidungen treffen, um darüber sein Schicksal zu verändern. Die Evolution hat hierauf die Antwort in Form von **Gehirnen** gegeben, ein Organ welches Bewusstsein erzeugen kann.

Tiere bilden deshalb – im Gegensatz zu Pflanzen – Neuronen (Gehirn) aus *und* kontraktile Proteine (**Muskulatur**), um eine getroffene Entscheidung mittels Bewegung auszuführen. Nach Vermutung einiger Neurobiologen ist sogar der einzige Sinn eines Gehirns, Bewegungen durch Bewusstsein zu steuern[11]. Abseits dieser Spekulation ist zumindest Fakt, dass Bewegung – im Gegensatz zu Immunaktivitäten – nicht mehr vollständig unterbewusst absolviert werden kann.

---

[9] Brennan et al. 2006 Review, „Light, dark, and melatonin: emerging evidence for the importance of melatonin in ocular physiology"; die Wahrnehmung von Dunkelheit über das Auge stimuliert Melatonin, Helligkeit/Licht Dopamin, siehe auch: Kang et al. 2010 Neuroanatomische Untersuchung von Truthähnen.
[10] Hardeland und Poeggeler 2003
[11] Wolpert 2011 TED-Talk, die gemeine Seescheide (Ascidiacea), wie Homo Sapiens ein Chordatier, bildet ihr Gehirn nahezu komplett zurück, sobald sie sich fest an einem Ort niederlässt.

Anstatt einen Erreger nun *biochemisch* zu bekämpfen, nachdem er bereits in den Blutkreislauf eingetreten ist (Immunsystem), erlaubt dieser neue Stresslösungs-Komplex durch das eigene *Verhalten* (z.B. der Flucht), diesen bereits am Eindringen zu hindern.

Anstatt vom Tiger oder einer Kuh gebissen zu werden, und damit offene Wunden mit hoher Infektionsgefahr zu riskieren, wird auf den Baum geflüchtet. Anstatt am stinkenden Tümpel bleibend seine Erreger abzuwehren, wird ein anderer gesucht, um zu trinken. Anstatt darauf zu warten, dass uns Plankton in den Mund strömt, suchen wir Lebewesen, die schon viel Plankton gegessen haben. Damit ist aktive Bewegung nicht nur eine innovative immunologische, sondern auch eine neue metabolische Strategie.

Diese Strategie ist dabei so lohnend, dass unser menschliche Organismus heute in ein Gehirn investiert, welches 20 % unseres Tages-Energieumsatzes und 40 % des Blutzuckers beansprucht und es ebenso hinnimmt, dass wir zu 40-50 % aus Energie-intensiven Muskelzellen bestehen.

Noch bevor ein Gehirn eine Bewegung steuern kann, muss es sie erst motivieren: Dazu erzeugt es eine Emotion (lat. *e-movere* = herausbewegen, erregen), die den Impuls gibt, eine energetisch teure Bewegung in Kauf zu nehmen, die keinen unmittelbaren Nutzen bringt.

Egal ob diese Emotion ein immunologisches Gefühl ist (z.B. Ekel), von der Freude an der Bewegung selbst, oder durch die Erwartung von innerer oder äußerer Belohnung rührt – ohne sie gibt es keine Bewegung. Folglich sind zwei zentrale Fähigkeiten unseres kostspieligen Gehirns bis heute, über Bewusstsein Emotionen zu kreieren und Bewegungen zu steuern.

Bewegung und Immunaktivität stehen in energetischer Konkurrenz

Nun unterscheiden sich Bewegung und Immunaktivität nicht nur durch ihren Bewusstseinsaufwand. Sie sind auch rein energetisch nicht simultan realisierbar. Deshalb schläft ein Lebewesen, das zu beiden Lebensstrategien fähig ist, in der Zeitspanne in der es seine immunologischen Hauptaufgaben erledigt[12].

Pflanzen haben die Lebensstrategie gewählt, konsequent und ausschließlich in ihr rudimentäres Immunsystem und Energiespeicher (metaboles System/Speicherzellen) zu investieren. Deshalb bleiben sie in ihrem Leben fest an einem Ort verwurzelt. So müssen sie nicht zwischen schlafen und wach sein unterscheiden und ersparen sich auch alle Komponenten eines Bewegungssystems.

Da die Pflanze ausschließlich die Sonne nutzt, die nicht wegrennt und sich auch nicht davor wehrt, dass wir ihre Energie nutzen, ist das als Teil der Energiebeschaffung absolut ausreichend. Intelligenz ist am Beginn der Nahrungskette genauso wenig kritisch für das Überleben wie die Energieverteilung innerhalb der Zellen von Zeit zu Zeit zu ändern.

Die metabolische Flexibilität ist die Fähigkeit, zwischen verschiedenen Immun- und metabolen Strategien zu wechseln. Diese wird umso wichtiger für ein Lebewesen, je mehr energiehungrige Körpersysteme es hervorgebracht hat. Wir werden dies noch detailliert thematisieren.

Eine Schlussfolgerung können wir dadurch jedoch bereits ziehen: Eine große metabolische Flexibilität ist ein zentrales Unterscheidungsmerkmal von Tier – und noch stärker von Mensch – und Pflanze. Der nötige Wechsel in der Aktivität der Organsysteme wird dabei von äußeren Faktoren, Signalen der Umwelt, angeleitet: Wenn der Mensch morgens ins Licht tritt, wird sein Immunsystem gedämpft und das Bewegungssystem stimuliert[13]: Er erwacht.

---

[12]   Pacheco-Lopez und Bermudez-Rattoni 2011 Review.
[13]   Godley und Wurtman 1988, Boatright et al. 1994 beide Tierversuche, Dopamin wird aus Tyrosin gebildet, welches (UV-)Licht einer Wellenlänge von 260-289 nm absorbiert; Dopamin wird also über Licht ausgeschüttet und „motiviert" das Bewegungssystem über eine E-motion | Bewegung ist energiesparender in der Wärme: Yetish et al. 2015 Feldstudie unter Naturvölkern, n = 94.

1.4 Schilddrüsenhormone (SDH) und Schilddrüse (Biochemie) – vom Reptil zum Säugetier

Eine weitere Entwicklungsstufe des Lebens war die Weiterentwicklung des **Schilddrüsenhormon-Stoffwechsels**. Diese Stufe wurde innerhalb des Tierreiches erklommen und wird aufgeführt, weil sie wichtig für nachfolgende Handlungsvorschläge dieses Buches ist.

Fast jede Tierzelle hat Rezeptoren für Schilddrüsenhormone (SDH). Dort, wo aktives SDH ankommt, wächst und gedeiht die Zelle. SDH ist ein Werkzeug, über welches die zentrale Energieverteilungs-Stelle im Vielzeller-Verband, der Hypothalamus, Berechtigungen an ausgewählte Einzel-Zellen bzw. Organe ausspricht, Energie zu verbrauchen. Schilddrüsenunterfunktion bzw. das Fehlen von aktivem SDH ist für die Zelle dagegen ein Leben auf Sparflamme.

Auffallend ist, dass nur **Säugetiere**, zu denen auch der Mensch gehört, einen solch ausgeprägten SDH-Stoffwechsel aufweisen. Abgesehen vom Mittelohr mit den drei Knochen, ist ersteres das zentrale Kennzeichen, was uns vom **Reptil** unterscheidet: Deren metabolische Rate (Energieumsatz) ist etwa um den Faktor 5-10 niedriger als bei einem vergleichbaren Säugetier[14].

Warum „verschleudern" Säugetiere heute noch so viel Energie?

Dazu müssen wir wieder in unsere Entwicklungsgeschichte blicken. Die heutige Übermacht des Säugetiers Mensch bei der Besiedlung der Erde ist geschichtlich gesehen eine sehr junge. Vor rund 230 Millionen Jahren wurden die besten Ökosysteme noch von hybriden Reptilien dominiert: Von **Dinosauriern**. Diese hatten bis zu ihrem Aussterben vor „erst" 66 Millionen Jahren eine absolute Vormachtstellung auf diesem Planeten inne.

---

[14]   Hulbert und Else 2004 Review | Brand et al. 1991 Ratten gegenüber Lizards BMR +600 % | Protonen Permeabilität (Entkopplung) 4-5 x höher; in der Therapie beachtet werden muss jedoch, dass Kälte bei ApoE-/- and Ldlr-/- Tiermodellen (genetische Disposition für hohe Blutfettwerte) akut für eine *Erhöhung* der Blutfettwerte sorgt (aber nicht bei Gesunden): Dong et al. 2013 Tierversuche und Human-Pilotstudie (n = 5, hohe LDL-Werte, 2 x 2h @ 16 °C, an 2 aufeinanderfolgenden Tagen).

Während Vögel in diesem Gefüge den Luftraum eroberten, beinhaltete die Strategie von Säugetieren, diesem selektiven Verdrängungs-Druck standzuhalten und zu lernen, mit **Kälteschmerz umzugehen**[15]. Dies ermöglichte ihnen die Besetzung gleich zweier ökologischer Nischen: Unwirtlichere Lebensräume fern des Äquators und die Nacht[16]. Das Resultat ist, dass heute in jedem Säugetier, auch im Menschen, die Investition in einen **enorm gesteigerten SDH-Stoffwechsel** genetisch vorprogrammiert ist[17].

Wir nennen diese biologische Strategie heute Endothermie, Warmblütigkeit oder auch **Kälteadaptation**: Ein stark erhöhter Energieumsatz der Zellen, angeregt durch ein hohes Level an SDH, kann selbst unter harschen Bedingungen eine konstant warme Körpertemperatur von 37 °C sichern[18].

Eine SDH-Flut hat Wärme nur als Nebeneffekt: Haare, Gehirn, Nägel, Haut oder Bindegewebe werden mit Ressourcen bedacht. Man könnte auch sagen, dass SDH der Schlüssel dazu ist, damit sich ein Säugetier vom Reptil unterscheiden kann. Das Säugetier hat das Mehr an Energieumsatz in Attribute der Schönheit investiert.

Das 5. Massensterben (Kreide-Tertiär-Übergang) und die Renaissance der Säugetiere

Dass Säugetiere ihr Nischendasein akzeptiert und über Jahrmillionen in der Kälte ausgeharrt hatten, sollte sich bezahlt machen, als vor 66 Millionen Jahren im heutigen Golf von Mexiko ein Meteorit einschlug, der durch die Aerosol-Aufwirbelung massiv Sonneneinstrahlung abschirmte und so für einen langen, globalen Temperatursturz sorgte.

---

[15] Little und Seebacher 2014** Review „The evolution of endothermy is explained by thyroid hormone-mediated responses to cold in early vertebrates"; deshalb blieb auch die Körpergröße von Säugetieren beschränkt | Benoit et al. 2016 archäologische und phylogenetische Analysen des "dritten Auges" (Epiphyse/Zirbeldrüse/pineal gland), welches Helligkeitsinformationen wahrnimmt - der Verlust des dritten Auges beim Säugetier ist simultan zur Erringung der Warmblütigkeit vor 246 Mio. Jahren, weil es ab dann nicht mehr benötigt wurde.
[16] Gerkema et al. 2013 Review „The nocturnal bottleneck [...]", die These wurde erstmals 1942 formuliert.
[17] Hulbert und Else 1981 Vergleich von Amphib, Säugetier und Reptil | Säugetiere mussten durch höhere Nachtaktivität auch in ein größeres Gehirn investieren; Rowe et al. 2011 Fossil-Scans zeigen deutlich vergrößerte auditive, olfaktorische und Neocortices.
[18] Cannon und Nedergaard 2004 Review „Brown adipose tissue: function and physiological significance".

21

Obwohl Dinosaurier einen erhöhten Grundumsatz, und damit Wärmeproduktion aufwiesen und z.T. sogar kälteadaptiert waren, starben sie aus. Sie waren zu groß und verbrauchten zu viel Energie. Alle Nicht-Vogel-Dinosaurier verschwanden mit diesem Ereignis neben vielen weiteren Arten für immer von diesem Planeten[19].

Die bis zum heutigen Menschen führende Säugetiere-Ahnenlinie überlebte dagegen. Nachdem der enorme ökologische Druck durch die Dinosaurier abfiel, tauchten Säugetiere bereits 10 Millionen Jahre später als tagaktive und am Äquator lebende Primaten wieder aus ihrem Nischendasein auf[20]. Dennoch prägt der lange Kälte-Flaschenhals bis heute unsere Genetik mit. Unser Körper erwartet bis heute Kälte-Kontakt. Bleibt er aus, kann es sein, dass er mit Übergewicht oder erhöhten Blutfettwerten überreagiert[21] und weniger „Säugetier-Attribute" ausprägt[22].

1.5 Massives Gehirnwachstum, Kommunikation und der Beginn der kulturellen Evolution (Verhalten) – vom Affen zum Menschen

Kommunikation ist eine Problemlösungsstrategie des bewussten Verhaltens und eine solche, die der Mensch wohl am weitesten entwickelt hat. Wir nutzen zu ihrer Realisierung unser Bewegungssystem: Nicht nur Bewegungen der Stimmbänder, also das gesprochene Wort, unsere Rhetorik und Artikulationsweise, auch Bewegungen des Körpers (Körperhaltung, Gestik) oder des Gesichts (Mimik) sind Formen der (Sub-)Kommunikation, die die meisten anderen Säugetiere nicht realisieren können, um ihre Gedanken anderen mitzuteilen.

Biologische Voraussetzung für diesen Schritt in unserer Evolution war eine massive Vergrößerung unseres Gehirns. Begonnen hat dies vor

---

[19]   Wake und Vredenburg 2008 Review.
[20]   Finstermeier et al. 2013, Pozzi et al. 2014 Gen-Fossildaten, Nachweise erster Primaten.
[21]   Berbée et al. 2015 Tierversuche mit APOE*3-Leiden.CETP-Mäusen, die den menschlichen APOE-Polymorphismus modellieren | Lahesmaa et al. 2014 Untersuchungen bei n = 18 (gesund/Schilddrüsenüberfunktion SÜ), SÜ-Patienten hatten gegenüber Kontrollen eine um 200 % höhere Glucose-Aufnahme durch das braune Fettgewebe.
[22]   Pruimboom 2011 Review im Journal „Medical Hypotheses" zum menschlichen „reptilen Phänotyp".

rund 2,4 Millionen Jahren. Im ersten Entwicklungssprung nahm sein Volumen von rund 600 cm³ auf 900 cm³ innerhalb von nur 300.000 Jahren zu. Als Triebfeder gelten eine klimatisch bedingte Veränderung unseres Speiseplanes, in dem tierische, und insbesondere Meeres-Nahrung der Küsten massiv an Bedeutung gewannen[23] und die Nutzung von Feuer[24].

Doch seit etwa 15.000 Jahren, mit dem Verlassen der Küstenlinien und der Nutzung von Landwirtschaft, schrumpft unser Gehirn bereits wieder, bis heute um mindestens 5 % (von 1.500 cm³ auf 1.300 cm³)[25]. Kleine Anmerkung dazu: Wir sind heute auch nicht mehr 1 Millionen Menschen auf dem Planeten, weshalb wir neue Wege finden müssen, um die Nährstoffbedürfnisse von uns Menschen zu decken.

Die Macht des gesprochenen, unausgesprochenen und überlieferten Wortes ist hinsichtlich des energetischen Aufwandes, der Tragweite und Einflusskraft gewaltig. Mittels dieser Möglichkeiten der Kommunikation können wir bei mehreren Mitmenschen simultan eines der stärksten menschlichen Gefühle überhaupt erzeugen, das Zugehörigkeitsgefühl.

Zum ersten Mal wurde mit dem Nutzen von Kommunikation zudem der Boden einer rein biologischen Evolution verlassen. Sie ermöglichte von da an bis heute, dass diese Evolution von der kulturellen Evolution flankiert wird:

---

[23]   Crawford et al. 1999 Review.
[24]   Roebroeks und Villa 2011 Review "On the earliest evidence for habitual use of fire in Europe", vor spätestens 300.000 Jahren.
[25]   Hawks 2011 Review | weitere Quellen dazu: http://discovermagazine.com/2010/sep/25-modern-humans-smart-why-brain-shrinking Internetartikel | Lewin und Foley 2004 Monographie | Wicherts et al. 2010 Mini-Review | McDaniel 2005 Meta-Analyse, die Gehirngröße korreliert u.a. mit der Intelligenz.

1.6 Moderne Kultur, Industrie und Technologie – vom Nomaden zum zivilisierten Menschen: Die bislang innovativste Lebens-Strategie

Um auf dem biologischen Weg, mit genetischen Mitteln, eine neue Art zu entwickeln, braucht es mindestens 10.000 Generationen[26]. Diese lange Zeit kann – bezogen auf das Ergebnis – mittels Kultur und Technik, deren Grundlage Kommunikation ist, erheblich verkürzt werden. Kultur ist die Fortführung der Evolution mit anderen Mitteln.

Unsere evolutionäre Fitness, d.h. das Überleben und die Verbreitung unserer Gene, haben wir auf diese Weise aktuell auf eine bisher unerreichte Stufe gebracht.

Wir können es uns heute leisten, weniger Gehirnleistung zu haben[27], um lange genug zur Fortpflanzung überlebt zu haben (Alzheimer/ Demenz). Ebenso ist es möglich, sich nicht richtig bewegen zu können und trotzdem im Leben zurechtzukommen (Insulinresistenz/Diabetes Typ II, Fettleibigkeit, Fibromyalgie, Osteoporose). Es ist auch nicht bedrohlich, weniger Wärme zu produzieren (Schilddrüsenunterfunktion etc.), denn wir können unsere Umgebung ganztägig heizen.

Stress-Systeme aus der biologischen Evolution können sich dann wieder zurückbilden, wenn sie irgendwann einmal Technologien hervorgebracht und überliefert haben, die ihre Arbeit übernehmen können. Der Preis, den wir biologisch dafür bezahlen, ist Gesundheit.

Das ist de facto die Situation heute: Wir haben eine sehr hohe evolutionäre Fitness, die jedoch immer stärker von der kulturellen Säule getragen wird. Genetisch angelegte Funktionen unseres Organismus', wie komplexes Denken, Kommunizieren oder Bewegen, werden heute dank der technischen Evolution immer weniger nötig. Doch weil diese Problemlösungs-Werkzeuge eben kein Selbstzweck sind, können sie degenerieren.

---

[26]   Hedges et al. 2015 Genetische Kalkulationen, für Wirbeltiere werden hier 2,1 Millionen Jahre angegeben.
[27]   Lynn und Harvey 2008 Review, der „World IQ" ist seit 1950 effektiv rückläufig (IQ ist sicher eine strittige Messmethode); doch auch unsere Gehirngröße ist heute geschrumpft, wie soeben bereits referenziert wurde.

Natürlich werden heute noch große Erkenntnisse und Entdeckungen gemacht. Doch der allgemeine Trend in unserer westlichen Bevölkerung ist ein anderer: Chronisch-degenerative Erkrankungen sind global auf dem Vormarsch und obwohl die Lebenserwartung noch steigt, sinkt die Zahl krankheitsfreier Jahre[28].

---

[28]   Bruggink et al. 2009 Report des niederländischen Statistik-Amtes, die Zahl von chronischen Krankheiten freier Jahre ist demnach von ca. 55 (1981) auf 48 (Männer) bzw. 42 Jahre (Frauen) gesunken (Stand: 2006) | es gibt jedoch auch gegensätzliche Angaben: Kroll et al. 2008 Report von Mitarbeitern des Robert-Koch-Institutes | Jäger- und Sammler-Kulturen sind von solchen Krankheiten im Vergleich gleicher Altersstufen weniger betroffen: Howell 1979 Monographie, 2-jährige Felderforschung der !Kung (Naturvolk der San, südliches Afrika) | Gurven und Kaplan 2007 Review, Auswertung verschiedener Quellen wie z.B. Daten zu heute lebenden Jäger-Sammler-Kulturen (degenerative Erkrankungen machen 9 % der Tode aus) | Helmut 1999 Archäologische Analysen fossilierter Knochen, als maximale Lebensspanne werden 82-86 Jahre angegeben.

KAPITEL II - Methodisches Wissen: Ein möglicher Wirkungsmechanismus für fast alle modernen Zivilisationserkrankungen

Verlieren wir Menschen unsere biologischen Werkzeuge, bzw. büßen diese spürbar an Kapazität ein, nehmen wir dies ab einem bestimmten Punkt als Krankheitssymptom bzw. Krankheit wahr. Ein Grund dafür kann sein, dass bestimmte Umweltreize ausgeblieben sind.

2.1 Die Wahl der richtigen Lebens-Strategie und die Anpassung an die Umwelt

Für jede Umweltsituation haben wir, wenn wir sie aus der Evolution kennen, genetisch normalerweise auch eine Antwort, eine Lösung eingespeichert. Die Wiedererkennung einer aus der Evolution "bekannten" Situation, aktiviert dieses Lösungsprogramm: Kurzfristig bewältigt der Mensch so diesen Umweltfaktor, mittelfristig passt er sich an ihn an, indem er auf seine dafür entwickelte und ihm hinterlassene Genetik zurückgreift.

Solche Anpassungen an unsere Umwelt sind genau das, was wir alle noch heute in unserem Leben anstreben: Wir möchten uns in dieser Welt besser bewegen, besser vor Hitze und Kälte geschützt sein oder auch uns besser ausdrücken. Warum? Weil, je angepasster wir an die Umwelt sind, desto besser können wir unsere und die Bedürfnisse unseres Umfeldes in ihr befriedigen und desto weniger Widerstand bringt sie uns dabei entgegen.

Diesen Anpassungen liegen zwei grundlegende Strategien des Lebens zugrunde. Ihr Verständnis ist essenziell für die weiteren Inhalte:

ÜBERLEBENSFÄHIGKEIT

LANGLEBIGKEIT
Überleben, mindestens bis der eigene Nachwuchs ausgewachsen ist oder bessere Bedingungen für eine Reproduktion bestehen
(*natural selection*)

KRANKHEITSVERHALTEN
Genetischer Erfolg der genetischen Verwandten
(Altruismus, *kin selection*)

FRÜHERER TOD
Maximale Anzahl an Nachkommen, die wiederum sich selbst maximal viel reproduzieren
(*sexual selection*)

WACHSTUM, REPRODUKTION und ZUKUNFTSINVESTITIONEN

Zwei Lebens-Strategien, darauf basierendes mögliches Verhalten und die jeweilige Rationale (warum das Verhalten evolutionär jeweils Sinn macht)
Die evolutionäre bzw. genetische "overall fitness" wird gesteigert durch eine Anpassung an die Umwelt. Sie resultiert aus der Fähigkeit zu überleben und zu reproduzieren (Verbreitung der Gene). Diese biologischen Lebensziele konkurrieren jedoch um begrenzte Ressourcen und können somit nicht gleichzeitig verfolgt werden. Deshalb kann ein Organismus nur die Anpassungs-Strategie wählen, die aktuell von der Umweltsituation erfordert (Überleben) oder erlaubt wird (Reproduktion/Wachstum). Anmerkung: Krankheitsverhalten ist soziales Verhalten unter Verzicht auf einen eigenen direkten Vorteil.

Wenn wir z.B. mit einem Virus infiziert sind, dann ist es evolutionär das Klügste, altruistisch in die Verwandten-Fitness zu investieren. Das vom Körper automatisch *erzeugte* Krankheitsverhalten (Appetitverlust, sozialer Rückzug durch Depression etc. – Symptome, die nicht direkt vom Virus ausgelöst werden) schützt die Menschen aus dem Umfeld vor Ansteckung oder auch dem Verhungern[29]. Obwohl dies auf Kosten der eigenen Gesundheit und der Reproduktion geht,

---

[29]   Shakhar und Shakhar 2015** Review, sickness behaviour ist z.T. genetisch konserviertes altruistisches Verhalten; in Extremform gibt es das bei Bienen, die bei Krankheit ihr Volk für immer verlassen um woanders zu sterben.

ist diese soziale Strategie evolutionär langfristig sinnvoll[30]. Denn *die Gruppe* (früher normalerweise immer genetisch verwandt) hat nun einen evolutionären Vorteil gegenüber anderen Gruppen[31]. Zum Problem wird jene Strategie nur, wenn sie zu lange andauert.

Genauso ist es nicht sinnvoll, 100 Jahre alt zu werden, wenn wir mit 20 schon viele Kinder gezeugt haben, denn dann stünden ihnen weniger Ressourcen zum Leben zur Verfügung.

Unser Organismus wählt kurzfristig immer die Strategie, die langfristig in der wahrgenommenen Umwelt die maximale Chance auf die Verbreitung und Erhaltung der eigenen Gene verspricht. An dieser Wahl ist unsere innere Uhr entscheidend mit beteiligt.

Mögliche Wege der Anpassung: Biologie oder Technologie?

Bevor wir nun auf unsere innere Uhr weiter eingehen, besprechen wir zwei übergeordnete Möglichkeiten, unsere Umwelt zu bewältigen: Neben den *biologisch* **physiologischen** bzw. **biochemischen** Wegen, stehen uns mittlerweile auch *kulturell bedingt* **Technologien** zur Verfügung, mit Anforderungen und Stress umzugehen oder auch im Vorhinein zu verhindern.

Beispiel: Wir können in einer kalten Umwelt ein Haus bauen (Technologie), Kleidung anlegen (Technologie), zittern (Biologie), mehr Fett verbrennen (Biologie) und/oder heizen (Technologie). Zu was wir uns entscheiden, ist in dem Moment der Stressbewältigung zweitrangig.

Bei der *Anpassung* an den Stress stoßen diese beiden Stressbewältigungs-Wege dennoch gegensätzliche Wirkungswege an. Lassen wir Stress „traditionell" auf unsere *Biologie* wirken, dann ist das erst einmal *unangenehm*, denn er schwächt uns. Bekommen wir jedoch

---

[30]   Bourke 2014 Review, dieses Verhalten kann durch das „Hamilton Gesetz" erklärt werden.
[31]   Marshall 2011 Review.

Zeit und die Ressourcen aus der Umwelt, uns zu erholen, findet unser Organismus eine passende Antwort.

Das gilt natürlich nur, wenn wir den Stressfaktor aus der Evolution kennen (wie z.B. Kälte, mechanische Spannung im Muskel etc.). Ist das der Fall, kann aus einem in 4 Mrd. Jahren Evolution entwickeltem Erbgut präzise eine **biologische Anpassung innerhalb unseres Körpers** angeleitet werden. Es funktioniert, auch wenn es unser Verstand nicht versteht.

Dieser *mittelbare* Weg, Schmerz oder Angst zu akzeptieren und trotzdem zu handeln, kanalisiert bzw. „sublimiert" das Bedürfnis und wird mit einer Weiterentwicklung unserer Selbst belohnt.

Leiten wir Stress hingegen auf Technologie ab, z.B. indem wir uns mit einer Klimaanlage vor der Hitze schützen, dann ist das biologisch vorerst sehr *angenehm*. Wir werden mit einem *unmittelbar* befriedigten Bedürfnis belohnt. Doch der Nachteil ist mindestens, dass **der Anpassungsimpuls wegfällt und die biologische Anpassungsreaktion in die exakt entgegengesetzte Richtung geht – hin zur Degeneration**[32]. Das Belohnungszentrum wird zwar aktiv, doch durch das Kurzschließen von Bedürfnis und Erfüllung bleibt kein Raum mehr zum Lernen und zur Weiterentwicklung.

---

[32]   Wir werden sozusagen abhängig von einer außerkörperlichen Problemlösung. Beispiel: Wir spritzen Testosteron (Technologie), dann sinkt relativ schnell die eigene (biologische) Fähigkeit, selber Testosteron zu produzieren.

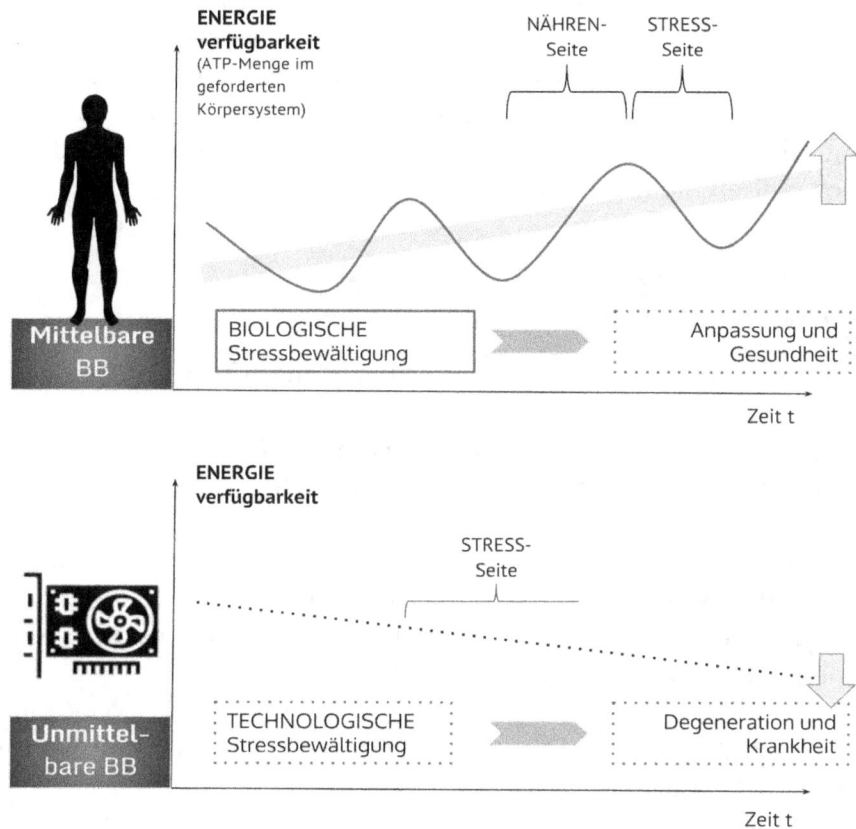

Die mittelbare Bedürfnisbefriedigung (oben) ist das dosierte In-Kauf-Nehmen von Schmerz (Stress-Seite). Eine unmittelbare Bedürfnisbefriedigung können wir durch den Einsatz von Technologie erreichen (unten). Akut ist dieses Überspringen angenehm, weil kein Energieabfall spürbar ist. Tatsächlich lassen wir damit jedoch einen "langfristigen Stressor" zu, der uns auf Dauer degenerieren und krank werden lässt. Gleichzeitig wird das angenehme Gefühl immer schwächer.

Für den, der dauerhaft diesen unmittelbaren Weg einschlägt, wachsen die Widerstände aus der Umwelt zunehmend, bis sie nicht mehr bewältigbar sind. Unsere Biologie kann sich *nicht nicht* anpassen. Heute könnten wir unser gesamtes Leben in der Komfortzone verbringen, die Angebote dazu nehmen zu. Doch was heute noch komfortabel ist, engt morgen unser Leben dann schon ein. Wir werden schleichend krank davon.

Wir bezahlen die Bequemlichkeit und den Ausschluss von Schmerzen mit einem Funktionsverlust unseres Körpers und somit mit Unfreiheit.

Dieses Buch ist sicher kein Appell, zurück in die Steinzeit zu gehen. Vielmehr ist es ein Appell, einen cleveren Umgang mit unseren technologischen, aber auch genetischen Möglichkeiten zu erlernen: Die entscheidenden evolutionär bekannten Umweltsignale zu nutzen, die den größten Unterschied für moderne Gesundheit ausmachen.

2.2 Anpassung heißt, dass vorher Schwieriges leichter wird

Was heißt Anpassung konkret auf Ebene eines Körpersystems?

Anpassung an eine Aufgabe heißt, dass dem Körpersystem für diese **mehr Energie als vorher zur Verfügung steht**.

Mit jedem Stresszyklus, den ein Körpersystem vollständig, mittels der mittelbaren Bedürfnisbefriedigung durchläuft, wird es in der Folge diesem Stress besser standhalten können, weil es dazu mehr Energie effizienter einsetzen kann.

Die *Stresskapazität erhöht sich*. Die gleiche Aufgabe kann müheloser und besser bewältigt werden.

Umgekehrt heißt *Degeneration*, dass dem betreffenden Körpersystem immer weniger Energie zur Verfügung steht, um seine Aufgaben zu lösen.

Wir könnten jetzt den dritten Teil dieses Buches, der Praxis, beginnen – wenn wir im Labor lebende Einzeller wären. Die Gesundheits-Protokolle wären dann in etwa so aufgebaut: Biologischer Stress, Erholung und Ernährung, Schlaf, wiederholen. Wir Vielzeller können aber nicht nur die Natur nicht zufriedenstellend nachbauen und sind deshalb von ihr abhängig. Wir haben auch eine zu berücksichtigende variable Energieverteilung, die sich über den Tag und über das Jahr verändert.

Die metabole Strategie des Menschen: Wenig Kapazität, aber eine hohe Flexibilität

Eine Strategie der permanenten, gleichzeitigen Vollversorgung aller menschlichen Zellen mit einem Grundstock an Energie würde etwa 5.000 kCal pro Tag erfordern[33], eine durchgängig erhöhte Herzfrequenz und einen erhöhten Blutdruck. Auch müssten die Barrieren Darm und Lunge durchlässiger für Nährstoffe und Sauerstoff zur Energiegewinnung werden. Doch das würde uns im Gegenzug auch anfälliger für Infektionen machen.

Wir haben die energiehungrigen Körpersysteme besprochen, die wir bis heute alle entwickelt haben. Dagegen steht jedoch unsere Evolutionsgeschichte, in der zumindest phasenweise immer wieder Nahrungsknappheit geherrscht hat.

Der grundlegende Energie-Haushalt eines erwachsenen, untrainierten Mannes ist deshalb bei rund 1.800 kCal ATP pro Tag stehengeblieben[34], obwohl der Energiebedarf durch die neu hinzugekommenen Körpersysteme immer weiter angestiegen war.

Die Lebens-Strategie des Menschen beinhaltet deshalb eine **hohe metabolische Flexibilität**[35]. Das heißt, Energie kann bedarfsgerecht variabel und sehr schnell *sukzessive* umverteilt werden. Somit kaschiert der zentrale Energieverteiler, der Hypothalamus, seine sparsame Politik ohne eine Mangelversorgung zuzulassen. Er vermeidet die kostspielige *simultane* Vollversorgung der Zellen, in der Regel ohne spürbaren Nachteil.

---

[33]   Berechnungen auf Basis von Müller et al. 2013 Review.
[34]   Müller et al. 2013 Review, Durchschnittswert von n = 49 Männern, durchschnittlich 82 kg; hier wird angenommen, dass die Stresskapazität über die BMR (basale metabolische Rate) messbar abgebildet wird.
[35]   Die metabolische Flexibilität ist die Energieverteilungs-Fähigkeit. Dazu gehört u.a. die Fähigkeit der Zelle, flexibel verschiedene Energiequellen zu nutzen (z.B. rasch zwischen Fettsäuren und Glucose als Energieträger hin- und herzuwechseln) und über den Gesamtorganismus, Energie flexibel umzuverteilen.

2.3 Die Chronobiologie: Die antizipierende Verteilung von Energie (griech. χρόνος chrónos = Zeit)

Damit wir schnell genug in unserer Umwelt agieren können, reagieren wir nicht nur auf sie, sondern *antizipieren* sie auch. Für Letzteres ist unsere innere Uhr zuständig[36].

Wann welcher Stress am wahrscheinlichsten ist, hat unsere innere Uhr im Verlaufe unserer Evolution gelernt. Bestimmte Muster in unserer Umwelt wiederholen sich immer wieder und werden dadurch vorhersagbar. Das hat über Jahrmilliarden unsere innere Uhr "konditioniert".

Diese kann von daher bestimmte Umweltanforderungen u.a. Tages- und Jahresabschnitten vorausschauend zuordnen. So können kostspielige biochemische, physiologische und auf bewusstem Verhalten basierende Strategien dann bereitgehalten werden, wenn sie energiesparender, erfolgsversprechender und weniger risikobehaftet durchführbar sind.

Konkret wird so die Effektivität der mittelbaren Bedürfnisbefriedigung, d.h. die Nahrungssuche, das Ausweichen vor Feinden[37], Dunkelheit, Dürre, Hitze oder Kälte oder der Fortpflanzung vergrößert. Letzten Endes wird damit dringend nötige Energie eingespart.

Selbst wenn unserer inneren Uhr alle Stress- und Umweltreize vorenthalten werden, formt sie noch eine gewisse Energieverteilung vor[38]. Das ist deshalb wichtig, weil unser Energiebudget, die gesamte Stresskapazität – wir erinnern uns an die 1.800 kCal ATP – so knapp ist.

Eine autonome, von der Umwelt abgekoppelte Energieverteilung verwirkt jedoch ihren Nutzen. Deshalb ist unsere innere Uhr konstant bestrebt, ihre inneren Rhythmen an die äußeren, durch die Interaktion dieses Planeten mit der Sonne vorgegebenen Rhythmen der Umwelt anzugleichen. Nur so kann sie ihren evolutionär erworbe-

---

[36]   Unsere innere Uhr wird durch den SCN repräsentiert, dem suprachiasmatischen Nucleus, welcher im anterioren Hypothalamus zu finden ist.
[37]   Spoelstra et al. 2016 Tierversuche in der Wildbahn, genetische Manipulation der inneren Uhr senkt die Überlebensraten der betreffenden Population.
[38]   Diese Erkenntnis wurde in sog. Bunker-Experimenten gewonnen: Aschoff 1965.

nen Erfahrungsschatz ausspielen, um ein reibungsloses Absolvieren aller notwendigen Körpervorgänge trotz geringen Gesamtbudgets zu ermöglichen.

Diesen Abgleich schafft sie wiederum durch die Wahrnehmung und Verarbeitung von **Zeitgebern**. Zeitgeber zeigen uns an, in welcher Phase (z.B. Kälte) sich gerade ein Umweltfaktor (hier: Temperatur) befindet. Sie sind also durch einen sich rhythmisch wiederholenden Wechsel, einer Umwelt*veränderung* gekennzeichnet. Wenn es z.B. erst 8 Stunden dunkel ist und dann 16 Stunden hell, dann schließt unsere innere Uhr nicht nur darauf, dass es erst Nacht war und dann Tag, sondern auch dass es Sommer ist.

Die aktuell sinnvolle Zuteilung von Energie an unsere verschiedenen Körpersysteme, sprich die Lebens-Strategie kalkuliert unsere innere Uhr also laufend unter Zuhilfenahme von Zeitgebern.

Im nun folgenden Abschnitt besprechen wir, wie und anhand welcher Zeitgeber unsere inneren Rhythmen genau eingestellt werden:

Die Energieverteilung entlang evolutionärer Konstanten und Zeitgeber

Licht, Wasser, Temperatur, der Erdfeld-Magnetismus und evolutionär bekannter Stress sind Umweltkonstanten, mit dem das Leben auf der Erde seit Jahrmilliarden konfrontiert wird. Sobald solche Umweltsignale eine rhythmische Veränderung aufweisen, können seine Ausprägungsformen als von der inneren Uhr interpretierbare **Zeitgeber** funktionieren. Anhand dieser kann wiederum unser gesamter Hypothalamus den inneren Rhythmus unserer Körpervorgänge anleiten, sprich seine Energiepolitik optimieren.

Die stärksten Zeitgeber haben gleichzeitig auch die größte Macht, unsere Energieverteilung zu beeinflussen, und – wenn sie richtig kanalisiert werden – damit auch Körpersysteme aus der Degeneration zu holen. Zeitgeber sind folglich das wichtigste Werkzeug der Medizin der inneren Uhr.

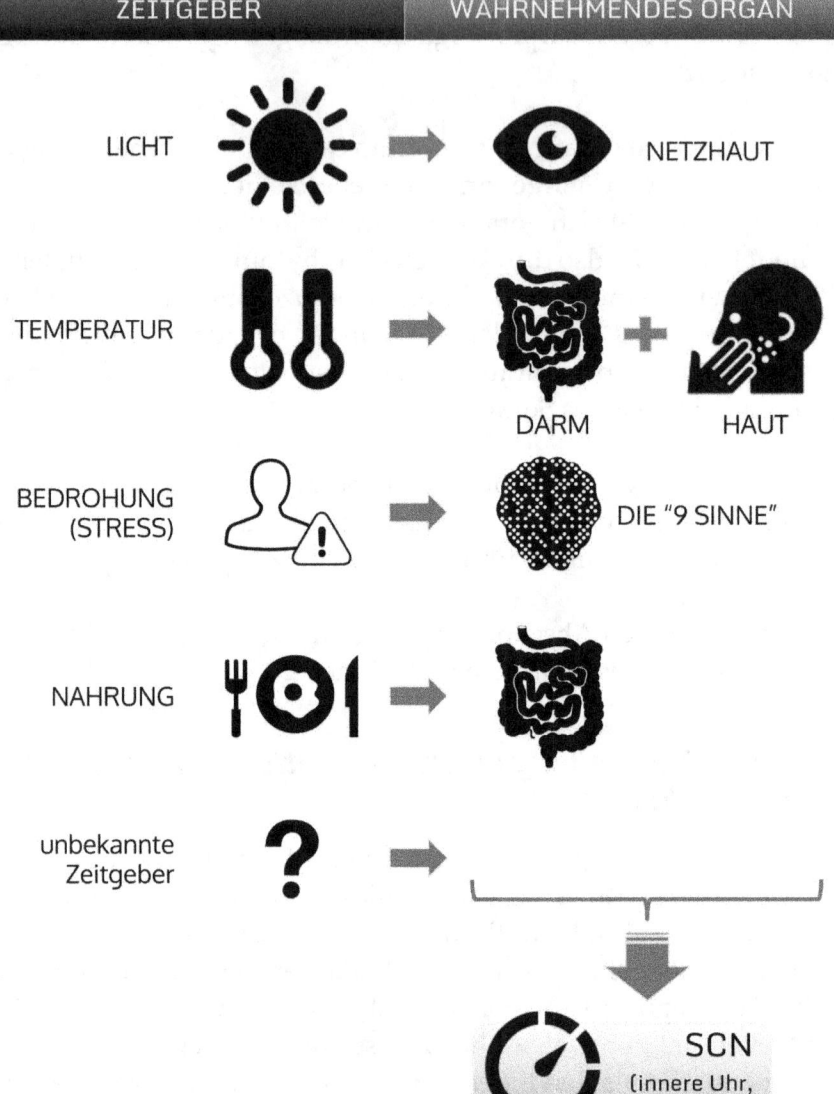

ZEITGEBER	WAHRNEHMENDES ORGAN

LICHT → NETZHAUT

TEMPERATUR → DARM + HAUT

BEDROHUNG (STRESS) → DIE "9 SINNE"

NAHRUNG →

unbekannte Zeitgeber ? →

SCN (innere Uhr, Hypothalamus)

Die wichtigsten Zeitgeber im Überblick
*Zu den 9 Sinnen gehören äußere (Sehen, Hören, Riechen, Schmecken, Tasten) und innere
(Wahrnehmung von Krankheitserregern, physiologischen Veränderungen, Emotionen und Gedanken)
wahrnehmende Systeme.*
SCN = suprachiasmatischer Nucleus, eine Gruppe von Neuronen im Hypothalamus

Ob z.B. Faktoren wie die Magnetosphäre in unserem Sonnensystem oder soziale Interaktion einen Effekt auf die innere Uhr ausüben, ist bis dato noch nicht wissenschaftlich erwiesen. Für Hypoxie (O_2-Mangel) wurde dieser z.B. „erst" 2016 entdeckt[39].

LICHT/ELEKTROMAGNETISMUS

Die Sonne liefert dem Leben auf diesem Planeten (photonische) Energie. Dieser Vorgang kann mithilfe der Quantenphysik bzw. der **Quantenbiologie**, die wir hier nicht weiter vertiefen, erklärt werden.

Weil die Helligkeit der Gegenpol zur nächtlichen Dunkelheit ist und sich beide in vorhersagbarer Weise abwechseln, ist **Sonnenlicht** jedoch auch ein wichtiger Zeitgeber (**Chronobiologie**).

Der Rezeptor im Auge, welcher darüber die Tageszeit misst, entwickelte sich wahrscheinlich, als unsere Vorfahren vor Jahrmillionen noch in den Tiefen der Ozeane evolvierten. Der Blaulichtanteil des Sonnenlichtspektrums (~460-480 nm) legt in Meerwasser die weiteste Strecke zurück (etwa 150-470 m tief). Deshalb ist diese Lichtfarbe heute noch der wichtigste Orientierungspunkt für das menschliche Auge zur Erfassung der Tageszeit[40]. Daneben dient aber auch unsere Haut als Licht-Sensor unserer inneren Uhr[41].

---

[39]   Adamovich et al. 2016 Tier- und Zellversuche; der Effekt tritt jedoch nur auf, wenn die Uhrzeit nach vorne geschoben wurde (der innere Rhythmus nachhängt, Jet-Lag).
[40]   Zeng et al. 2015 Blaues Licht aktiviert den Sympathikus | Pickard und Sollars 2010 Review „Intrinsically photosensitive retinal ganglion cells" | Daneault et al. 2015 Review „Light-sensitive brain pathways and aging" | auch starkes rotes Licht >600 nm kann Melatonin unterdrücken, sprich Photoentrainment betreiben: Hanifin et al. 2006 Tierversuche.
[41]   Campbell 1998 CT, Lichtbestrahlung an der Kniekehle.

Obwohl dieses blaue Licht eine solche zentrale Rolle für unsere Biologie spielt, wirkt es, besonders isoliert, toxisch auf unsere Zellen[42].

Wie passt das zusammen? Die Sonne erweitert ihr Strahlungsspektrum im Tagesverlauf immer ausgehend vom „warmen" Infrarotlicht (IR), bevor dann „kältere", energiereichere Farben wie blau und später Ultraviolett hinzukommen. Blau und Rot balancieren sich in der Natur gegenseitig aus, aber auch in der Biologie[43].

Diese evolutionäre Konstante hebeln wir aus, wenn wir den Großteil unseres Tages unter polarisiertem LED- oder Neonröhren-Licht verbringen, die IR-, aber auch UV-Anteile aussparen. Fensterscheiben, (Sonnen-)Brille oder Kontaktlinsen blocken meistens ebenfalls UV-Licht.

Ein unausgewogenes Lichtspektrum kann uns aufgrund quantenphysikalischer Effekte erhebliche gesundheitliche Nachteile bringen[44]. Weiterhin verwirrt besonders Energiesparlicht unsere Biologie, da unser Auge anhand der Intensität blauer Lichtteilchen auch auf das Vorhandensein von UV- und anderen Lichtfarben schließt[45].

Generell sollten wir uns auch bewusst machen, dass Licht nur ein winziger Teil des für uns ansonsten unsichtbaren elektromagnetischen Spektrums ist, welches uns relativ konstant schon seit Milliar-

---

[42]   Besonders im Wellenlängenbereich von ~435 nm: Godley et al. 2005 Zellversuche mit humanen retinal-epithelen Stammzellen (Netzhaut), 390–550 nm @ 2.8 mW/cm²; mit zunehmender Zeit Erzeugung einer mitochondrialen Dysfunktion (Verringerung ATP-Produktion + übermäßige Produktion zelltoxischer freier Radikale) | Jaadane et al. 2015 Tierversuche mit kommerziellen weißen LEDs | Shang et al. 2014 Tierversuche, chronic exposure @ 460 nm | Hori et al. 2014 Effekt von LED-Licht auf Insekten, Tötung von Eiern, Larven, Puppen und erwachsene Drosophila melanogaster durch sein blaues Licht (hier ist die Übertragbarkeit auf den Menschen fraglich!), IR-Strahlung kann als Antidot zu Blaulichtstrahlung | Algvere et al. 2006 Review zu „blue light hazard" | Hammond et al. 2014* Review, der größte Netzhaut-Schaden wird durch energiereiches sichtbares Licht erzeugt (400-490 nm, blau, Maximum bei 435-440 nm - „blue light hazard"); ab 500 nm (Farbe: grün/türkis) sind nur noch thermische Schäden möglich, UV-Licht wird dagegen von anterioren Strukturen des Auges (Hornhaut, Linse) absorbiert | Newman et al. 2016 CT, asymmetrische neurologische Effekte durch nicht-ausbalanciertes Licht.
[43]   Albarracin et al. 2013 Tierversuche, NIR-Strahlung lässt radikales NO-Gas vom COX-Enzym des Mitochondriums frei, welches dort bindet, dabei oxidativen Stress auslöst und den Elektronentransport behindert.
[44]   Baxter et al. 2014 Tierversuche, ohne rotes Licht gibt es keine reproduktive Funktion | Avila-Perez et al. 2006 In Bakterien wird die Stressreaktion durch blaues Licht, aber nicht anderen Farben ausgelöst.
[45]   So baut UV-Licht Hypophysen-Hormone (wie z.B. Stresshormone) ab (Getoff et al. 2010 (Adrenalin); ZIGMAN 1974 (Epinephrin) beide Laborversuche), sodass unter Einwirkung von blauem Licht mehr davon produziert wird, als gebraucht wird. Fehlt UV-Licht, haben wir folglich eine überschießende Stressreaktion.

den von Jahren umgeben und geformt hat. Heute nutzen wir jedoch nicht nur blaues Alien-Licht, sondern verändern in großem Stile mit niederfrequenter Elektrik und hochfrequentem Mobilfunk unsere elektromagnetische Umwelt. Dies wirkt sich wahrscheinlich auf die Funktion unserer Zellen aus[46].

Alle Informationen zu quantenbiologischen Aspekten des Lichts (welche wir hier nicht weiter vertiefen), finden Sie in der **Gratis-Videoserie „Licht als Medizin".** **www.ehsl.de/licht**

TEMPERATUR

Auch über Wärme oder Kälte macht sich Ihr Körper unterbewusst ein Bild über seine Umweltbedingungen[47] und gestaltet darüber seine Energieverteilungs-Politik.

Unsere Spezies hat sich in der Nähe des Äquators entwickelt, wo ein innerer Rhythmus perfekt anhand der 12 Stunden Dunkelheit und 12 Stunden Helligkeit erzeugt werden kann. Mit größerem Abstand zum Äquator gewinnt jedoch der jahreszeitliche Rhythmus an Bedeutung: Je geringer die Temperatur (ferner vom Äquator), desto weniger orientiert sich unsere innere Uhr deshalb am Licht als Zeitgeber[48].

---

[46]   Molla et al. 2011 Sehr aufwändige Studie (CTs und Zellversuche, immer kontrolliert) der österreichischen Unfallversicherung zu den athermischen Wirkungen von man-made EMF, Veränderung Gehirnströme (Beta-Wellen), keine immunologischen Veränderungen (jedoch nur wenige Parameter getestet, 8 h Exposition mit SAR 1 W/kg, 5 min. on, 10 min. off), DNA-Strangbrüche und erhöhte Proteinsyntheseraten; alle Ergebnisse bei niedrigen Feldstärken, wo thermische Effekte keine Rolle spielen | http://www.saferemr.com/2015/09/recent-research-on-wifi-effects.html Überblick über Studien, oft DNA-Schäden bei Ratten in Geschlechtsorganen, z.T. jedoch auch neutral/keine Schäden festgestellt | besonders sensibel reagieren Kinder und Jugendliche (sie absorbieren mehr): Morgan et al. 2014 Review.
[47]   Kidd et al. 2015 Versuche mit Insekten.
[48]   Yoshikawa et al. 2013 Tierversuche in 3 Gruppen (10 | 20 und 30 °C); das SCN-Entrainment wird dann vom eNOS-System übernommen, verantwortlich für die Entkopplung ist u.a. die Herunterregulation von VIP (vasoactive intestinal peptide).

Im Tagesverlauf ist mit der Dunkelheit als Vorbedingung eine Verringerung der Außentemperatur (**Kälte** bzw. **Kühle**) das **Zeitgebersignal für den Schlafeintritt**[49]. Wärme ist neben Licht dagegen das Signal aufzuwachen und zu bewegen. Das war sinnvoll, als wir in der freien Natur lebten und sowohl Licht als auch Wärme die Nahrungs- und Wassersuche erleichterten, in der Zivilisation ist es jedoch nicht mehr nötig. Trotzdem ist der moderne Mensch noch heute so verschaltet.

STRESS LÖST NICHT NUR EINE STRESSREAKTION AUS, SONDERN IST AUCH EIN ZEITGEBER

Wenn es eine Bedrohung gibt, ein ungelöstes Problem, dann ist es nicht angebracht zu ruhen. Sie liegen dann nachts grübelnd im Bett und wälzen sich hin und her. Was dabei passiert, ist, dass Ihre innere Uhr Sie wachhält, pochend darauf, dass Sie die Bedrohung lösen oder ihr zumindest ausweichen. Stress wirkt also als Zeitgeber. Die Wahrnehmung von Stress verlängert den inneren Tag umso mehr, je später er auftritt.

Genauso leitet Stress am Tag, wie Kälte, Hitze, Bewegung, kognitive Beanspruchung oder Hunger den Schlaf ein – wenn er bis zum Abend gelöst oder ausgewichen wurde. Das befriedigende Gefühl von Wärme auf Kälte, Kühle auf Hitze, Ruhe auf Grübeln und Bewegung oder die Nahrungszufuhr auf Hunger und Anstrengung, ist definitiv eines der besten Schlafmittel. Fehlen solche Schmerz- und Stressmomente, dann kann es sein, dass Sie unterbewusst noch auf den Tag warten, während Sie willentlich gerade schlafen gehen wollen.

Stress ist ein ganz spezieller Zeitgeber, weil wir ihn durch eine bewusste oder unterbewusste Entscheidung unmittelbar selbst erzeugen können und weil er den Einfluss aller anderen Zeitgeber unterdrücken kann. Doch dazu später mehr.

---

[49] Yetish et al. 2015 Feldstudie, unter Hadza (Tansania), San (Namibien), Tsimané (Bolivien), n = 94, ~ 12 Tage lang (Sommer und Winter); Temperatur dürfte jedoch bei ektothermen Lebewesen ein wichtigerer Zeitgeber sein als bei Endothermen.

SOZIALE INTERAKTION

Auch diese Situation kennen Sie vielleicht: Sie sind mit Freunden im Camping-Urlaub und wenn ein, zwei Leute aufgestanden sind und Betrieb machen, dann ist auch für alle anderen kaum mehr an Schlaf zu denken. Als soziale Wesen war es in unserer Evolution wahrscheinlich vorteilhaft, in der Gruppe unsere inneren Uhren, mit ein paar Ausnahmen (z.B. Nachtwache), aufeinander abzustimmen.

Deshalb ist es sehr wahrscheinlich, dass soziale Hinweisreize, wie das Sehen von Gesichtern oder das Hören von Stimmen, unsere innere Zeit stark beeinflussen[50].

NAHRUNG UND XENOHORMESIS (SEKUNDÄRE PFLANZENSTOFFE, FRUCTOSE UND MAKRONÄHRSTOFFE)

Nun kommen wir zu einem weiteren Zeitgeber, der uns noch kaum bewusst ist: Nahrung.

Nahrung ist nicht nur Energieträger, sondern immer auch gleichzeitig Information: Eine Information über die Umwelt, in der die Nahrung gelebt hat.

Wie sieht das genau aus? Stress-Systeme jeglichen mehrzelligen Lebens geben permanent Moleküle ab, um ihre zentralen Schaltstellen über die akute Umwelt- und Bedrohungssituation zu informieren. Darüber kann die Energieverteilung immer wieder situationsgerecht aktualisiert werden.

Der Fressfeind nimmt diese Signalmoleküle von seiner Beute ebenfalls auf. Die decodierte Information leitet sein Darm an die innere Uhr weiter und initiiert damit bereits eine Anpassung an die Umweltbedingungen der Beute[51].

---

[50]   Nakamura 1996 CT, unter relativ konstanten Lichtbedingungen (Standardisierung anderer Zeitgeber) ist es möglich, einen gewissen inneren Rhythmus (gemessen an Melatonin und Rektaltemperatur) durch Vorgabe von Schlaf-Wach-Zeiten (=sozialer Zeitgeber) zu erreichen; hier in 3 von 8 Probanden.
[51]   Howitz und Sinclair 2008, Hooper et al. 2010*** beide Review zur Xenohormesis-Hypothese (griech. *xeno* = fremd und *hormesis* = Anstoß).

Der Vorgang wird Xenohormesis (griech. *xeno* = fremd, *hormesis* = Anstoß) genannt und meint eine Anpassung an etwas nicht selbst Erlebtes. Der evolutionäre Vorteil in dieser Verschaltung liegt darin, dass eine Anpassung an eine Umwelt beschleunigt wird.

Xenohormetisch wirksame Nahrungsmittel bzw. –inhaltsstoff werden in der Pflanzenheilkunde auch als **Adaptogene** bezeichnet. Aufgrund der gemeinsamen Vorfahren aller Lebewesen auf diesem Planeten wirken Adaptogene besonders gut auf unsere älteren Stress-Systeme.

So ist ein bekanntes Adaptogen Resveratrol. Dieses nehmen wir auf, wenn wir z.B. französischen Rotwein trinken oder Heidelbeeren essen. Unser Körper decodiert aus Resveratrol, dass die Umwelt voller UV-Licht und Pathogenen ist und passt sich daran vorausschauend an. Die Wirkungen, die wir dann beim Menschen feststellen können, lauten: Tumorwachstum hemmend, lebensverlängernd und gewichtsregulierend[52]. Wir werden auf den Stress der Weintraube vorbereitet (hier: Kalorienbeschränkung/Nährstoffentzug, Hitze, Infektionsstress und/oder Sport), bevor er bei uns (in der nicht-zivilisatorischen lokalen Natur) eintreten würde. Ohne dem Stress ausgesetzt zu sein, passen wir uns an ihn an.

Damit helfen gestresste Pflanzen dem Menschen gegen chronischen Stress. Resveratrol ist dabei nur ein Beispiel von unzählig vielen.

Auch auf der **Ebene der Makronährstoffe** ist Nahrung Information. Pflanzen können ihre Kohlenhydrat-Energiespeicher nur unter Anwesenheit von reichlich Sonnenlicht aufbauen. Über einen Mangel an Kohlenhydraten in seiner Nahrung verarbeiten wir folglich die Information, dass es Winter ist (es gibt Ausnahmen, doch dazu später mehr). Viele Kohlenhydrate, und besonders Fructose, ein Kohlenhydrat, welches am meisten in Früchten zu finden ist, geben dagegen das Signal des Überflusses, des Sommers.

---

[52]   Weitere Beispiele für Nahrung als Medizin finden Sie hier: http://www.ncbi.nlm.nih.gov/pmc/articles/PMC3024065/table/Tab1/.

Damit sind Kohlenhydrate ein Zeitgeber, welche die biologische Erlaubnis zu einer hohen Schilddrüsenhormon-Produktion, und damit Energieverbrauch, erteilen. Unsere Kohlenhydratzufuhr sollte im Sommer erhöht ausfallen, im Winter jedoch reduziert werden, um den saisonalen inneren Rhythmus zu unterstützen. Wenn es hier Winter ist, sollten Sie also zögern, Ernährungstipps von Bloggern zu befolgen, die sich gerade in Thailand oder Brasilien in der tropischen Hitze aufhalten

Stattdessen sollten Sie essen, was von den natürlichen lokalen Umweltbedingungen gestresst wurde: Milch von auch im Winter frei weidenden Tieren ist besser als Fabrikmilchprodukte. Pflanzen, die draußen frei wuchsen, sind deutlich besser für uns als solche, die in beheizten und geschützten Gewächshäusern in der Hydrokultur gewachsen sind etc. Den Unterschied erkennen Sie auch im Supermarkt an Farbe, Geruch etc. Wenn Sie einen Garten haben, verzichten Sie auf Pflanzenschutzmittel etc. – was die Pflanze nicht tötet macht sie, aber auch Sie, lieber Leser, stärker.

Daneben dient uns unsere Nahrung, mit unserer Umwelt besser zurechtzukommen, indem sie die Nährstoffe in ihr anreichert, die wir selbst für ihre Bewältigung brauchen. Ein gutes Beispiel hierfür ist die Omega-3-Fettsäure DHA, welche Lebewesen dann umso höher aufkonzentrieren, je kälter die Umgebung ist[53]. Wir benötigen DHA für die Kälteadaptation unserer Zellmembranen.

Eine primär regionale Ernährung, die gezielt durch Pflanzen und Pflanzenextrakte aus anderen Regionen der Welt ergänzt wird, ist Trumpf.

Auch Gerüche, d.h. über die Nase aufgenommene Partikel der lokalen biologischen Umwelt bewirken Xenohormesis[54]. Xenohormesis

---

[53]   Amini Khoeyi et al. 2012 Versuche mit Algen (*Chlorella Vulgaris*) – je kürzer die Lichtperiode, desto mehr DHA bilden die Versuchsorganismen in Reaktion darauf (bis zu 0,85 % DHA von Gesamtfett bei mittlerer Lichtstärke und mittlerer Photophase vs. hoch/lang (<0,3 %); auch isochrysis galbana sind hier stark). Dadurch kann die geringere Lichtintensität photoelektrisch kompensiert werden.
[54]   Li et al. 2008a Experimente zu 3-tägigen Naturwanderungen, Baden in Waldbadeseen, n = 13, Verbesserung Immunparameter mehr als 7 Tage nach Ende des Trips | Dhabhar 2009 Review.

ist u.a. die Grundlage für *Nahrung als Medizin*. Auch Pharmazeutika sind oft isolierte Substanzen aus Pflanzen und bedienen sich damit an Signalwegen, die durch unsere Evolution geformt wurden.

Äußere Rhythmen der Zeitgeber und innere Rhythmen

So wie die Zeitgeber über unsere sensorischen Organe ein Signal an unsere innere Uhr senden, gibt diese wiederum die ermittelte Umweltsituation an alle Zellen in unserem Körper weiter.

DER CIRCADIANE (= TAG-NACHT-)RHYTHMUS DES MENSCHEN

Wie sieht nun das von der inneren Uhr gegebene Taktungssignal (die vorgesehene Energieverteilungs-Strategie) für unsere Körpersysteme und Zellen konkret aus?

Der größte Spielraum und damit auch die Notwendigkeit für eine **Umverteilung** der knappen Gesamt-Ressourcen besteht zwischen **Bewegungssystem** (neuere Gehirnteile, Neocortex/Muskulatur) und dem **Immunsystem**[55].

---

[55]   VanItallie 2006 Review zu neurologischen Verschaltungen von Suprachiasmatischer Nucleus (innere Uhr), Hypothalamus (Energiemanagement) und Nucleus Accumbens (Belohnungssystem, Neugierde, Motivation); gibt es einen Funktionsverlust von einer Seite, werden auch alle anderen Systeme gestört.

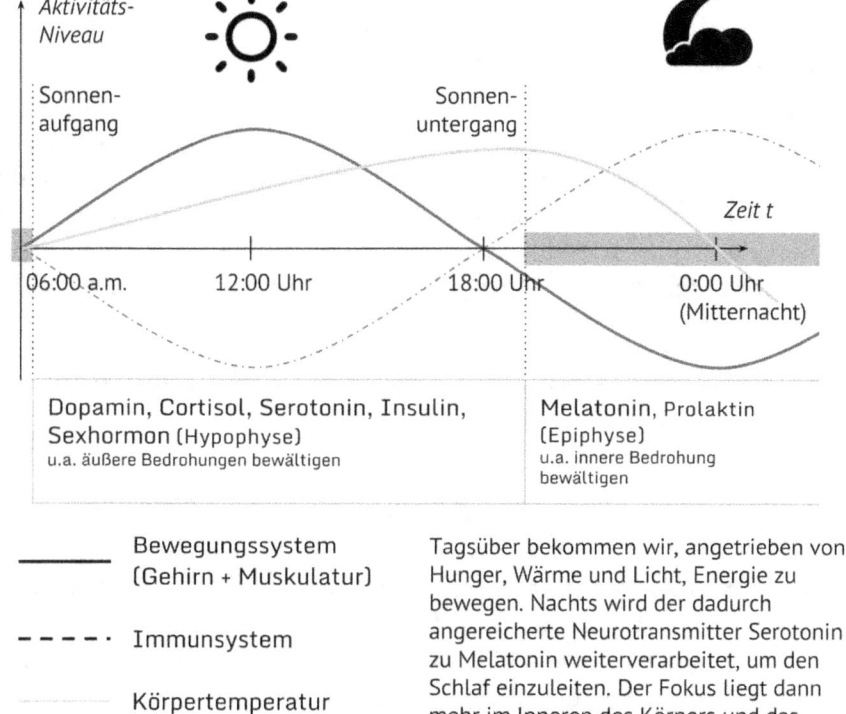

Der circadiane Rhythmus des Menschen, Beispiel Frühlingsbeginn (~21.03.)

Mithilfe der Einwirkung von Sonnenlicht auf Auge[56] und Haut[57] am Morgen kann unser Körper u.a. die Hormone Serotonin (Ausgeglichenheit[58]) und Dopamin (intrinsische Motivation[59]) anreichern.

---

[56]   Das ist Quantenbiologie und geschieht über den photoelektrischen Effekt: Morin 2015 Review „A Path to Sleep Is through the Eye" | Tosini und Menaker 1998 Tierversuche, wichtig bei diesem Prozess der Dopaminproduktion sind retinale Ganglionzellen, die Melanopsin enthalten; zudem regt Sonnenlicht die Produktion von Serotonin an, welches die Vorstufe von Melatonin ist: Fraikin et al. 1989 Hefezellversuche, UV-Licht (hier: 337 nm) stimuliert Umwandlung von Tryptophan zu Serotonin | Lambert et al. 2002 OS, n = 101, Messung Serotonin, im Sommer höher.

[57]   Slominski et al. 2002 Untersuchung menschlicher Zellen, „Serotoninergic and melatoninergic systems are fully expressed in human skin".

[58]   Wallner und Machatschke 2009 Review „The evolution of violence in men: The function of central cholesterol and serotonin".

[59]   Mithilfe von Dopamin können wir die Zukunft sehen, eine gute Entscheidung treffen. Es lässt uns gut und motiviert fühlen. Es hilft uns, ein Abenteuer zu wagen. Die kurzfristige Belohnung abzulehnen, um eine noch viel größere Chance zu ergreifen etc.

45

Insbesondere das blaue Licht hemmt die *Epiphyse* (Melatonin) und stimuliert gleichzeitig alle hormonellen Achsen, die vom Hypothalamus über die *Hypophyse* zu den peripheren Organen laufen, also Stressachse, Sexhormonachse etc.[60]

Dies ist nicht nur wichtig, damit wir morgens richtig wach werden, sondern auch bereits Voraussetzung für einen guten nächtlichen Schlaf. Denn Serotonin wird später in der Dunkelheit zum „Schlaf-Hormon" Melatonin umgewandelt. Dabei ist dieser Vorgang umso robuster, je mehr Tageslicht wir vorher abbekommen haben[61].

WEITERE CHRONORHYTHMEN – DER CIRCANNUALE (=SOMMER-WINTER-)RHYTHMUS

Es gibt nicht nur einen 24-stündigen inneren Rhythmus, sondern der menschliche Organismus bewegt sich auch noch auf anderen Zeitskalen. Dazu zählt besonders der bereits erwähnte saisonale (circannuale) Rhythmus von Sommer und Winter außerhalb der Tropen (bzw. Regenzeit und Trockenzeit in den Tropen)[62]. Alle Zeitgeber geben also nicht nur Hinweise zur Tages-, sondern auch zur Jahreszeit. Licht z.B. gibt über seine Intensität einen Hinweis auf die *Tageszeit*, während die *Veränderung* der Tageslängen die *Jahreszeit*[63] andeutet.

Dem Jahreszeitenrhythmus sind wir Menschen seit mindestens 6 Millionen Jahren unterworfen[64]. Mit der Auswanderung ins kalte Europa vor 95.000 Jahren wurde dieser erneut biologisch feiner herausgearbeitet.

---

[60]　Kostoglou-Athanassiou et al. 1998 RCT, n = 10 | Cao et al. 2008 Versuche mit Masthühnern und unterschiedlich farbigen Lichtern.
[61]　Kozaki et al. 2016 CT, n = 12, verschiedene Lichtbedingungen 9-10.30h und 1-2.30h nachts Licht (der Melatoninspiegel fällt weniger ab, wenn Sie morgens viel Licht abbekommen haben).
[62]　Stevenson et al. 2015 | Lincoln et al. 2006 „Characterizing a Mammalian Circannual Pacemaker", beide Review
[63]　Walton et al. 2011 Review, dies wird über den Melatoninspiegel erkannt.
[64]　Lewin 2005, S. 90; klimatischer Umschwung, Regenwald wich Savannen.

	Tageszeit	Abend	Nacht ☾	Tag
🌍	astronomische Jahreszeit	Herbst 🍁	Winter ❄	Sommer 🌡
☀	Zeitgeber Licht		schwach und kurz, Blau-/UV-Licht ⌀	stark und lang Blau-/UV-Licht ⌀
🍎	Zeitgeber Fructose	hohe Verfügbarkeit	geringe Verfügbarkeit	
🌡🌡	Zeitgeber Temperatur	warm	kalt	heiß
⚥	Chronobiologie Sexual-system	Hohe Aktivität (hyperaktiv)	Verringerte Aktivität (vernachlässigt)	Hohe Aktivität (hyperaktiv)
🧠	Chronobiologie Bewegungs-system	Hohe Aktivität + Wachstum (insulinsensibel)	Verringerte Aktivität + Abbau ⬇ (Ruhe)	⬆ Hohe Aktivität
🛡	Chronobiologie Immunsystem (u.a. Dopico 2015)	ansteigender Energieverbrauch zum Winter hin ↗↗	Th1-Dominanz 🔥 (Entzündung)	Th2-Dominanz ◌ (Antikörper)
	Chronobiologie metaboles System	Einlagerung von Fett 🪙 (anabol)	Abgabe von Fett 🔥 (katabol)	
	SDH-Stimulator	Kohlenhydrate	Kälte ❄	Kohlenhydrate
♞	Evolutionäre Lebens-Strategie	AKTIVITÄT, WACHSTUM + REPRODUKTION (ZUKUNFTS-INVESTMENTS)	VERNACH-LÄSSIGUNG, UBERLEBEN	AKTIVITÄT, WACHSTUM + REPRODUKTION (ZUKUNFTS-INVESTMENTS)
	Zugehörige Hormone und Neuro-transmitter		MELATONIN PROLAKTIN ASP	DOPAMIN SEROTONIN SExHORMON

Circadiane und saisonale Zeitgeber (UMWELT) und die jeweilige biologische Reaktion darauf (MENSCH)

Anhand verschiedener Zeitgeber kalkuliert ein Lebewesen, ob es in der Umwelt viel oder wenig Energie gibt. Darauf basierend leiten die Körpersysteme ihre Lebens-Strategien ein.
So signalisiert die Jahreszeit des Herbstes (warm, bereits verkürzte Tagesdauer, reichlich Fructose/Kohlenhydrate) dem metabolen System eine Phase, die es im Angesicht des bald folgenden Winters sinnvoll macht, auf die Anlegung von Energie-Reserven zu pochen.
SDH = Schilddrüsenhormon. Mit SDH-Stimulator ist gemeint, welcher Faktor in der Umwelt primär die SDH-Produktion zu der entsprechenden Jahreszeit antreibt für ein ganzjährig stabiles Level der SDH.

Quellen der Abbildung[65]

Auch noch heute steigen – trotz Kunstlicht – die Melatoninspiegel in der europäischen Bevölkerung im Winter messbar an[66], genauso wie sich in den warmen Sommer- und Herbstmonaten unsere Fruchtbarkeit erhöht[67], wir im Herbst mehr Fettreserven aufbauen, unsere erworbene Immunabwehr im Winter leistungsfähiger wird[68], und wir dann auch unsere Fettsäuren-Komposition in der Zellmembran verändern[69].

Das heißt, trotz der durch die Zivilisation abgeschwächten Zeitgeber, weisen wir noch einen gewissen inneren, saisonalen Rhythmus auf. Dieser saisonale Rhythmus dürfte entscheidend sein, wenn wir chronische Erkrankungen verstehen und nachhaltig therapieren wollen.

DIE DESYNCHRONISATION ALS WIRKMECHANISMUS FÜR WAHRSCHEINLICH DIE MEISTEN UNSERER ZIVILISATIONSERKRANKUNGEN

Besteht ein robuster Energieverteilungs-Rhythmus, der durch Umweltreize zur richtigen Zeit auskonturiert wird, dann kommen alle unsere menschlichen Systeme zum Zug. Über den gesamten Tag und über das gesamte Jahr wird im Energiemanagement des Hypothalamus' kein Gewebesystem bzw. keine Organfunktion vernachlässigt. *Chronische* Krankheit eines Körpersystems/Organs wird dann höchst unwahrscheinlich, wenn sein Versorgungsfenster adäquat gesichert ist und die Lebens-Strategien mit dem Wechsel von Tages- und Jahreszeit regelmäßig geändert werden.

---

[65] Dopico et al. 2015 umfangreiche Genexpressions-Analysen am Menschen über den Jahresverlauf (u.a. IL-6-Rezeptor) | winterlich gesteigerte Immunaktivität lässt sich auch an den erhöhten Todesstatistiken für entzündliche Erkrankungen oder Autoimmunschüben ablesen: Haberman et al. 1981 (myokardiovaskuläre Erkrankungen) | Nelson et al. 1995 Minireview „The influence of season, photoperiod, and pineal melatonin on immune function" | Myrianthefs et al. 2003 CT, LPS-Stimulation in n = 17, Herbst und Sommer weniger starke anti-inflammatorische Reaktion (IL-10, TNF-RI und TNF-RII) | Rybnikova et al. 2016 OS, Korrelation von Nachtbeleuchtung (Satellitenbilder) und Übergewicht Prävalenz, stark positiv, Hinweise auf Zusammenhang zwischen „Herbst" und Fettzellen-Anabolismus.

[66] Morera und Abreu 2006 Erhebungen im Mittelmeerraum, n = 10 (August vs. Dezember), und dies trotz elektrischer Beleuchtung.

[67] Weerasinghe und MacIntyre 2003 OS, dadurch werden mehr Kinder im Frühling geboren bzw. weniger im Winter | Martinez-Bakker et al. 2014 Geburtsdaten der USA, je nördlicher, desto höhere Geburtenraten in Frühling und Sommer – in jüngerer Zeit ist sich diese Varianz jedoch abgeschwächt.

[68] French et al. 2011 Review | Dopico et al. 2015.

[69] Giroud et al. 2013 Tierversuche, kälte-ausgesetzte Hamster bauen stark vermehrt DHA in die Zellmembran ein | Vriese et al. 2004 OS, n = 23, im Sommer die höchsten DHA-Level.

Doch was passiert, wenn wir unseren Sinnen und der inneren Uhr Hinweisreize aus der Umwelt vorenthalten, die für diesen robusten inneren Rhythmus notwendig sind? Was passiert, wenn Umweltsignale plötzlich wegfallen, auf deren Kommen und Gehen unser Hypothalamus über Jahrmilliarden vertrauen konnte? Und was passiert, wenn unsere innere Uhr Signale einer unklaren äußeren Umwelt weitergibt?

Auf Dauer desynchronisieren wir damit unsere Körpersysteme und die für unseren energiehungrigen Organismus so wichtige flexible Energieverteilung gerät aus dem Ruder. Manche Systeme verbrauchen und wachsen zu viel, andere werden vernachlässigt. Dazu später noch mehr.

Zuerst besprechen wir noch genauer, wie wir uns heute eine solche innere Desynchronisation kreieren.

DAS ORCHESTRIERTE SPIEL DER ZEITGEBER UND ENTTÄUSCHTE ERWARTUNGEN

Der ursprüngliche Gedanke bei der Erfindung unserer Zivilisation war es, dass wir uns vor lebensbedrohlichem Stress schützen wollten. Statt ständig der Gefahr ausgesetzt zu sein, keine Nahrung zu finden, schützten wir uns mit Tierhaltung, Ackerbau und Lagerhaltung vor dem Hungertod. Statt nachts den Angriff wilder Tiere und einen Kälteeinbruch fürchten zu müssen, fanden wir Schutz in Häusern.

Wenn wir in diesen Tagen Technologien nutzen, dann ist uns klar, dass wir diese ursprünglichen Ziele längst erreicht haben. Heute geht es darum, Komfort und Sicherheit zu maximieren und Emotionen schneller und einfacher – unmittelbar – zu verspüren. Wir verfallen in das andere Extrem. Wir haben Lebendigkeit eingetauscht gegen eine scheinbare Sicherheit, die auf einer bald erschöpften Droge (Erdöl) basiert.

Durch diesen *permanenten* Komfort nehmen wir in Kauf, dass wir die präzise Verwobenheit unserer Körpervorgänge mit Milliarden Jahre alten, relativ vorhersagbaren Umweltrhythmen und Zeitgeber-Situationen aushebeln. Unser Hypothalamus verliert wichtige Hinweise, wie er seine Energiepolitik gut gestalten kann.

Wir entkoppeln Bewegung und Ernährung, indem wir ohne vorherige Bewegungsinvestition essen können (Supermarkt, Kühlschrank). Wir entkoppeln Licht und Temperatur (z.B. durch dicke Kleidung), Licht und Wachzeit (Bildschirme in der Nacht) oder auch Schmerz und Problem (Pornografie, Schmerztabletten etc.), indem wir Bedürfnisse mittels Technologie unmittelbar befriedigen.

Heute sind wir nicht mehr nur in der Lage, Zeitgeber abzuschwächen, sondern durch Technologie mittlerweile sogar umzukehren. Verschiedene Zeitgeber zeigen dann jeweils unterschiedliche Phasen vom Tag bzw. des Jahres an:

Der künstliche Sonnenaufgang in der Nacht (Blick auf das Smartphone und die LEDs im Zimmer), der künstliche Spätsommer im Winter (beheizte Innenräume mit künstlicher Beleuchtung, ausbleibender Kältekontakt und die Bananen an Silvester), der künstliche Frühling im Herbst (niedriger Vitamin-D-Spiegel am Ende des Sommers[70]) oder der künstliche Winter im Sommer (Klimaanlage, fehlende Geräusche, schwaches, UV-freies Licht in Innenräumen/ Büros). In all diesen Szenarien registriert unsere innere Uhr eine Landschaft von nicht mehr klaren bzw. miteinander konkurrierenden Umweltsignalen. Sie kann kein eindeutiges Taktungs-Signal mehr wahrnehmen. Durch diesen undeutlichen und als widersprüchlich wahrgenommenen äußeren Rhythmus, werden wir anfällig für einen flimmernden *inneren* Rhythmus[71].

Ob, mit welcher Krankheits-Strategie und wann genau ein Mensch auf diese für uns alltäglichen Szenarien reagiert, ist durchaus indivi-

---

[70]　Vitamin-D wird durch auf die Haut auftreffende UV-B-Strahlung gebildet (290-315 nm) und sollte somit am Ende des Sommers maximal sein. Die Realität in Deutschland ist jedoch eine andere: Klenk et al. 2013 flächendeckender Vitamin-D-Mangel älterer Menschen, Messungen im Herbst.

[71]　Damiola et al. 2000 Tierversuche, durch Fütterung am Tag koppeln sich bei nachtaktiven Tieren nach spätestens 7 Tagen die peripheren circadianen Oszillatoren von den Signalen des SCN ab (hier Phasenverschiebung um 8-10 h); d.h. innere Uhr, Körperzelle A, Körperzelle B etc. laufen dann asynchron.

duell, aber wird zumindest enorm begünstigt[72]. Zugrunde liegt den Symptomen, dass eine Desynchronisation der Körpervorgänge und der Genaktivität verursacht wird[73].

Wir sind immer noch darauf konstruiert, auf kongruente Zeitgeber zu *reagieren*. Alles andere würde ein genetisches Upgrade erfordern.

Mit diesem Buch werden wir die Zeitgeber und ihre Anwendungsrezepte finden, um – auch mit Hilfe von verfügbaren Technologien – in einem modernen zivilisatorischen Umfeld durch einen synchronisierten inneren Rhythmus unsere Gesundheit zu schützen.

Einschub: Altbekannter und neuer, unbekannter Stress

Nach den klassischen Zeitgebern kommen wir nun zu dem zweiten der beiden mächtigsten Hebel für unsere Energieverteilung, nämlich der **Stressreaktion**.

Zunächst möchten wir die Faktoren, die sie auslösen noch kurz kategorisieren. Sowohl damals wie heute werden wir mit dem Umweltsignal „Stress" konfrontiert. Nur ist er in diesen Tagen oft anders beschaffen als damals.

---

[72]   Erhöhtes Darmkrebsrisiko durch die innere Desynchronisation: Schernhammer et al. 2003 | Erhöhtes Brustkrebsrisiko (+36-60 %) bei weißer Hautfarbe Schernhammer et al. 2006 beide OS an nachtarbeitenden Menschen | vorzeitige Alterung Anisimov et al. 2012 Tierversuche | Erhöhtes Prostatakrebsrisiko (+30-80 %) durch erhöhte Lichtexposition in der Nacht: Pukkala et al. 2009 OS n = 15 Mio. Menschen; die Liste der assoziierten Krankheiten lässt sich fortführen | Smolensky et al. 2015 Review | zu Alzheimer: Li et al. 2013 veränderte circadiane Genexpression, Untersuchungen postmortem von n = 58 Spendern | Salavaty 2015* Review „Carcinogenic effects of circadian disruption: an epigenetic viewpoint" | Stevens et al. 2007 Review | Pekovic-Vaughan et al. 2014 Tierversuche, Darlegung wie „Clock-Gen" kritische Schritte in der Immunabwehr und Tumorabbau anstoßen | Gupta et al. 2008 RCT, placebo-kontrolliert, 7 Tage, n = 12, Störungen in der circadianen Blutdruckvarianz ist assoziiert mit Insulinresistenz und Übergewicht | Nader et al. 2010 Review zur Interaktion von CLOCK-Genen und HPA-Stressachse, peripher über Glucocorticoid-Rezeptoren (Cortisolsensibilität) | Yang 2010 Review, besonders letzter Abschnitt „The dissolving boundaries" | Saini et al. 2015 Versuche mit humanen Pankreaszellen, eine Störung des lokalen circadianen Rhythmus führt zur Unterdrückung der Insulin-Antwort | Lucassen et al. 2016 Tierversuche mit constant-light-Bedingungen (24w) führten zu reduzierter Muskel- und Knochenfunktion und pro-inflammatorischer Immunshift, jedoch reversibel | Hand et al. 2016 Tierversuche, CLOCK-Gene wirken direkt auf das Immunsystem; hier: CRYPTOCHROME-Aktivität (nachts) verringert Entzündungsverläufe im Knorpel, mildert Arthrose.
[73]   Penev et al. 1998, Preuss et al. 2008 beide Tierversuche, erhöhte Krankheitsprogression und Mortalität durch chronische circadiane Desynchronisation | Golombek et al. 2013* Review „...effects of circadian desynchronization on physiology and disease."

Natürliche (alte) und Anthropogene (neue) Stressfaktoren – Beispiele[74]:

universale, evolutionär bekannte und genetisch "erwartete" Bedrohungen	neue, genetisch unbekannte, "unerwartete" Bedrohungen
ALTE STRESSFAKTOREN	**NEUE STRESSFAKTOREN**
--- Starker Schmerz, starke Reaktion --- Lösung	Schwacher Schmerz, schwache Reaktion --- Keine Lösung ---
Akuter körperlicher Schmerz - Muskelschmerz und -schaden, Jucken, Kälte oder Wunden durch Gewalteinwirkung, Dornen etc.	Chronische Belastungen durch Nahrung, übertriebene Hygiene, Luft, Lärm und Temperatur
Akuter psycho-emotionaler Schmerz - Angst, Furcht, Traurigkeit, Ekel, Einsamkeit, Erschöpfung, Müdigkeit, Wut etc.	Psycho-emotionale Veränderungen - chronische Einsamkeit, Mobbing, nicht erfüllende Arbeit, Armut, Unterdrücken von Emotionen
Akute Infektionen; "alte Freunde / Feinde"-Mikroorganismen	Fehlbesiedlung der Barrieren, chronisch niedriggradige Entzündung; neue Erreger und "crowd"-Infektionen
Akuter Energiemangel-Stress, zellulär (ATP, durch Bewegung) und systemisch (Kalorien, durch Ausfall von Mahlzeiten)	Chronischer Nährstoffmangel (u.a. durch zu wenig Gemüse, marine Nahrung, Sonne), hohe Mahlzeitenfrequenz
Akuter Wassermangel (Phasen von Durst)	
	Chronische und starke menschengemachte (d.h. polarisierte) elektromagnetische Felder
	Störungen des Biorhythmus' durch Reisen über Zeitzonen, sozialer Jetlag, Lichtmangel am Tag und Beleuchtung in der Nacht Verringerte Schlafqualität

Alter (evolutionär bekannter) und Neuer (genetisch „neuer") Stress

---

[74] Alte Stressfaktoren lassen sich darüber rekonstruieren, welche Todesursachen unsere Vorfahren hatten, denn der vorzeitige Tod übt selektiven Druck aus. Diese Umstände lassen sich wiederum u.a. über die Untersuchung heutiger Jäger-Sammler rekonstruieren: Hill und Hurtado 1996 Monografie über die Aché | Hill et al. 2007 Vergleich Hiwi mit anderen J-S-Kulturen (Aché und Hiwi sind indigene Gruppen Südamerikas) | Chrousos 2004 Review „The glucocorticoid receptor gene, longevity, and the complex disorders of Western societies" | Potts 2012 Daten zu den Existenzbedingungen von vor 3 – 1,5 Mio. Jahren, als die Gattung Homo entstand, u.a. zogen sich Savannen zurück, es wurde kühler, trockener und Nahrung rarer.

Studien zur Grafik: Innenraumluft mindert kognitive Leistung[75]; „crowd"-Infektionen und alte Freunde[76]; Polarisierung von elektromagnetischer Strahlung ist entscheidend für die biologische Wirkung[77].

Warum führen wir diese Unterscheidung ein?

Welche Körpersysteme an der Stresslösung und -verarbeitung wie beteiligt sind, ist bei alten Stressfaktoren anhand unserer „evolutionären Erfahrung" biochemisch genau definiert.

Die automatisierte, **unterbewusste** Stress- und Anpassungsreaktion ist hier präzise genetisch eingespeichert. Für **neuen Stress** ist jedoch weder festgelegt, welche Organe reagieren müssen, noch wie und unter welchen Abläufen. Deshalb benötigen wir in Reaktion auf ihn auch eine **neue, bewusste und auf *Verhalten* basierte Stressreaktion.** Diese kann durchaus Technologie beinhalten. Im dritten Kapitel werden wir sie noch genauer beleuchten.

Heute lösen wir unsere Körpersysteme nicht nur vom chronisch gesunderhaltenden Rhythmus von Auf- und Abbau. Wir stellen sie dazu mit einer Lebensweise, die viele solcher neuen Stressfaktoren beinhaltet, vor rein biochemisch gesehen kaum lösbare Aufgaben. In der Folge kommt es zu einer problematischen Abwandlung einer ursprünglich sinnvollen Stressreaktion:

2.4 Die reagierende Verteilung von Energie: Die Stressreaktion unserer Körpersysteme

Die Stressreaktion ermöglicht es einer Zelle, von der zentral kalkulierten Energieverteilungs-Strategie abzuweichen. Denn wenn akut tatsächlich eine Bedrohungs-Situation eintritt, dann müssen wir darauf reagieren, egal ob sie von der inneren Uhr erwartet wurde oder nicht.

---

[75] Allen et al. 2015 RCT, n = 24, 6 Arbeitstage, mit oder ohne Belüftungssystem (blinded), mit Belüftung +61 % Leistung in kognitiven Tests; viele Menschen verbringen mehr als 90 % ihrer Zeit in Innenräumen.
[76] Rook, Graham A W et al. 2013 Review | http://www.ncbi.nlm.nih.gov/pmc/articles/PMC2841838/figure/fig01 Tabelle, mit welchen Mikro-Organismen wir wann in der Evolution in Kontakt getreten sind.
[77] Panagopoulos et al. 2015* Review zu den biologischen Effekte polarisierten EMFs; natürlich vorkommende Strahlung wie Licht, ist immer unpolarisiert.

Stress erzeugt eine Desynchronisation und den Rückfall in den „egoistischen Einzeller-Modus"

Diese Option zur prioritären, außerplanmäßigen Energienutzung steht in einem Organismus prinzipiell jeder Einzelzelle offen.

Wird sie unter Stress genutzt, werden der zentrale Energieverteiler, der Hypothalamus bzw. die innere Uhr, und die Körpersysteme, die sich um die Lösung kümmern sollen, voneinander entkoppelt[78]. Die Zelle blockiert fortan die zentralen Reset-Signale. Die Uhren der Zellen fangen dadurch an, zunehmend unterschiedlich zu ticken[79].

Essenz dieser Vorgänge ist: Der innere Rhythmus wird immer der Lösung eines Problems untergeordnet. **Stress ist somit „Trumpf" gegenüber anderen Zeitgebern.**

Gleichzeitig wird der synchrone innere Rhythmus solange aufgegeben, bis ein Stressfaktor, der außerhalb seines chronobiologisch erwarteten Zeitfensters wahrgenommen wird, gelöst wurde. Man könnte auch sagen, eine sich in der Stressreaktion befindliche Zelle verweigert die Befehle der inneren Uhr[80]: Sie fällt in einen „egoistischen Einzeller-Modus" zurück und wird zum Treiber der inneren Desynchronisation.

Damit ist eine Stressreaktion eines Gewebes einerseits ein sinnvolles Werkzeug der Zelle. Andererseits ist sie (nach den widersprüchlichen Zeitgebern) der zweite Faktor, der zur Desynchronisation der Körpersysteme führt. Das wird dann zum Problem, wenn diese innere Desynchronisation zu lange anhält.

---

[78] Ad metabolisches System: Gómez-Santos et al. 2009 Clock-Genexpression Analysen in humanen Fettgewebe (subkutan vs. viszeral) von stark übergewichtigen Spendern || ad Immunsystem: Keller et al. 2009, Arjona und Sarkar 2006 beide Tierversuche || ad Bewegungssystem: Wolff und Esser 2012 Tierversuche || Casiraghi et al. 2012 Tierversuche, Anpassungen Körpersysteme an manipulierte Zeitgeber, 2 parallele Rhythmen in 58 % der Mäuse, die abweichenden Zeitgebern ausgesetzt wurden; dabei sind „zu lange Tage" weniger desynchronisierend als „zu kurze Tage".
[79] Salgado-Delgado et al. 2008, Jilge und Stähle 1993 beide Tierversuche.
[80] Mullington et al. 2010 Review, Schlafunterdrückung erhöht die Entzündungswerte | Entzündungsfaktoren (EFs) leiten Schlaf ein | Guo et al. 2015 Tierzellversuche, diese EFs können die circadiane Genexpression im Mäuse-Knorpel (gilt hier für IL-1β) unterminieren | Kim et al. 2011 Review, low-grade inflammation stört den Schlaf erheblich (Schlafqualität als Indikator für Funktion des biologischen Rhythmus') | STRAUB et al. 2010 Review "Energy regulation and neuroendocrine-immune control in chronic inflammatory diseases".

Weil neuer Stress biochemisch nicht gelöst werden kann, passiert bei Verweigerung einer bewussten Lösung des Problems jedoch genau das: Die biochemische Stressreaktion wird chronisch.

Besonders Systeme, die noch vor der Entwicklung von Bewusstsein entstanden, können bei chronischer Aktivität den inneren Rhythmus zerstören, in welchem neuere Körpersysteme wie Haarzellen, Haut (Säugetier-Attribute) oder Muskulatur und Gehirn zu kurz kommen, vernachlässigt werden und degenerieren. Sie werden nach und nach geopfert, damit die Stressreaktion weiter befeuert werden kann.

Wir gehen nun genauer darauf ein, wie die alten Körpersysteme Immunsystem und metaboles System sehr sensibel auf äußeren Stress reagieren. Das ist wichtig um zu verstehen, warum eine solche Reaktion immer wieder eingedämmt werden sollte. Genauso hilft es uns, langfristig funktionierende Gegenmaßnahmen abzuleiten.

Die Stressreaktion des Immunsystems: (Niedriggradige) Entzündung / Inflammation und Öffnung der Darmbarriere (Leaky Gut)

Ein Stress-Faktor versetzt nicht nur das Bewegungssystem (Kampf- oder Flucht-Reaktion), sondern auch das **Immunsystem in Alarmbereitschaft**[81]: Es wird hochgradig effektiv gemacht. Je stärker der Stress, desto stärker die Aktivierung[82]. Das ist insofern sinnvoll, da unsere Vorfahren allein als Spezies Mensch (Homo Sapiens) mehrere Milliarden Individuen an einer Infektion haben sterben sehen. Heute ist unser Immunsystem deshalb hochsensibel und wird bereits beim Wittern jeglichen Stress' lieber zu übervorsichtig und zu lange aktiviert als nicht.

Wir werden jetzt im Detail besprechen, wie sich das Immunsystem in einer bewusst oder unterbewusst als stressvoll eingestuften Situation verhält. **Sie können den Rest dieses Unterkapitels überspringen**

---

[81]   Dhabhar et al. 1995 Review „Effects of stress on immune cell distribution. Dynamics and hormonal mechanisms"
[82]   Dhabhar 2009* Review.

(bis zur nächsten Unter-Überschrift), sollten aber dann folgendes mitnehmen: **Das Immunsystem stiehlt, solange es aktiviert ist, allen anderen Körperregionen Energie.** Außerdem kann es passieren, dass es dann den eigenen Körper von innen angreift oder außer Kontrolle geratene Zellen nicht mehr erkennt.

Sie kennen das, wenn Sie krank im Bett liegen: Das Immunsystem blockiert spürbar Ihre Muskeln und Ihr Denken. Dieses Krankheitsverhalten – Depression, sozialer Rückzug, verringerter Durst und Appetit schützt die Verwandten vor den vermeintlichen Krankheitserregern, indem der Kontakt und geteilte Nahrungsquellen gemieden werden. Ein aktives Immunsystem verändert im Sinne der kin selection (Verwandtenselektion) also unser Sozialverhalten stark[83].

Nicht die Reaktion selbst, aber die Dauer kann zum Problem werden, selbst wenn die Umverteilung geringeren Ausmaßes ist.

Körperprozesse, die *akut nicht* zum Überleben beitragen, aber für die Zukunft eine Bedeutung haben, werden im Stressfall energetisch rasch vernachlässigt[84]. Das, was z.B. bei Todesangst psychisch passiert (alle „nebensächlichen" Gedanken, die nicht die Überlebenschancen erhöhen, verschwinden), finden wir auch auf körperlicher Ebene wieder: Verdauung[85], Milchgabe (Laktation) der stillenden Frau, Wachstum, Zellreparatur (Autophagie), Lernen oder Reproduktion rücken im Rahmen einer Stressreaktion in den Hintergrund.

Weiter im Detail für alle Hiergebliebenen: Immunsystem ist ein Überbegriff für eine Gruppe hoch-aktiver und sich bei Bedarf schnell teilender (vermehrender) Zellen. Diese Zellen brauchen für ihren Stoffwechsel enorm viel Energie und vor allem auch Bausubstanzen, u.a. die Aminosäure L-Glutamin.

---

[83]   Filiano et al. 2016 Tierversuche, publiziert in Nature; zentral beteiligt ist IFN-γ.
[84]   Pacheco-Lopez und Bermudez-Rattoni 2011 Review „Brain-immune interactions and the neural basis of disease-avoidant ingestive behaviour" | dies lässt sich auch auf Zellebene beobachten: Inoki et al. 2003 Zellversuche.
[85]   Masere et al. 2009 Tierversuche; im chronischen Stress (hier 5 konsekutive Tage) wird (entgegengesetzt zu akutem, täglich unterbrochenen Stress) die Darmbewegung (Motilität) gebremst, um die Energieausnutzung der Nahrung zu erhöhen – Nebeneffekte: Verstopfung und Gewichtszunahme.

Generell läuft die immunologische Reaktion auf Stress in drei Schritten ab:

1. **Bereitschaft**: Immunzellen (Leukozyten) verlassen ihre Ruhepositionen und beginnen im Blut zu patrouillieren. In dieser Bereitschaftsposition „warten" sie auf einen Eindringling um ihn zu bekämpfen. Es hat sich evolutionsgeschichtlich als vorteilhaft herausgestellt, auf Stress bereits frühzeitig zu reagieren, um die Reaktionszeit auf Infektionsstress zu verringern, der z.B. auf Kampf oder Flucht wahrscheinlich folgt. Je kürzer der Stressbeginn zurückliegt und je größer der Stress, desto stärker ist die Adrenalin/Noradrenalin-Reaktion.

   Parallel dazu wird die **Darmbarriere** etwas weiter **geöffnet**, um einerseits Glucose, Natrium und Wasser effektiver einströmen zu lassen[86], aber auch dem Immunsystem die hereinkommenden Erreger zu präsentieren. Die Energieverfügbarkeit wird akut erhöht, auch damit das Gehirn nun eine Entscheidung treffen kann.

   Je mehr Energie in dieser Situation in den Darmlumen befördert werden soll, desto weiter öffnet sich wahrscheinlich die Barriere[87], was wiederum das Immunsystem aktiviert. Man nennt eine geöffnete Barriere auch „leaky gut", den löchrigen Darm. Der chronische Stress kann über diese Öffnung deshalb auf Dauer eine große Bandbreite an sekundären Erkrankungen nach sich ziehen, die von einem hyperaktiven Immunsystem ausgehen.

2. **Lösung**: Entzündungsfaktoren bzw. eine heftige Entzündungsreaktion ziehen die Immunzellen zum Bestimmungsort. Das aktive Immunsystem kann dort nur noch Glucose verwenden[88], da es Wunden abschließt und sich damit selbst von der Sauerstoffversorgung abtrennt. Wird das Problem über eine andere Ins-

---

[86]   Punder und Pruimboom 2015 Review „Stress Induces Endotoxemia and Low-Grade Inflammation by Increasing Barrier Permeability"; Translokation über sodium-dependent glucose cotransporter (SGLT)-1 und MLCK (myosin light chain kinase).
[87]   Yu 2005 Versuche in der Zellkultur (in-vitro).
[88]   Dhainaut et al. 1987 Untersuchung von n = 40 Sepsis-Schock-Patienten (n = 13 Kontrollen) | Krawczyk et al. 2010 Tier- und Zellversuche; Glucose-/Laktatswitch ähnlich zum Warburg-Metabolismus von Krebszellen.

tanz gelöst (z.B. Flucht, d.h. via Muskulatur und Gehirn), dann teilt diese Instanz das dem Immunsystem mittels Cytokinen, der wichtigste hier Interleukin-6, mit und beruhigt es[89]. Auch Milchsäure (intensive Belastung) beruhigt das Immunsystem[90]. Ein großer, akuter Stress zieht bereits per se Immunzellen an die Körperaußenseite.

3. **Ruhe:** Egal wie das Problem gelöst wurde – wurde es gelöst, kehren die Immunzellen über die Aktion von Cortisol, welche die Stress-Achse beruhigt, wieder in den Ruhezustand zurück und die Entzündungsreaktion wird beendet. Denn in einer Entzündung kann keine Heilung stattfinden.

Wird die Immunreaktion nicht mithilfe dieser drei Schritte zu Ende gebracht, bleibt auch nach längerer Zeitdauer eine leichte Aktivierung bestehen[91]. Eine sogenannte **chronische niedriggradige Entzündung** tritt ein[92], eine in Schritt 1 versackte Immunreaktion. Das Immunsystem agiert in der Folge zunehmend weniger effektiv[93] und verlagert seine Aktivitäten immer stärker in seinen entzündlichen Teil.

Die auf eine Blutvergiftung (Sepsis) folgende starke Entzündungsreaktion, eine maximale Aktivität des Immunsystems, kann seinen Energiebedarf auf **2.000 kCal pro Tag und mehr** hochziehen[94]. Irgendwann entzieht das Immunsystem anderen Organen so viel Energie, dass diese versagen. Der Tod durch Sepsis beruht auf genau diesem Wirkmechanismus, dem Multi-Organ-Versagen.

---

[89] Pedersen und Fischer 2007 Review „Muscles, exercise and obesity: skeletal muscle as a secretory organ", der Verlust von Muskelmasse führt über die Verringerung des Myokin-Aufkommens zur Akkumulation von Viszeralfett und zur Aktivierung inflammatorischer Signalwege.

[90] Perdigón et al. 2001 Review; Muskelaktivität bei der Laktat anfällt kann genauso das Immunsystem beruhigen wie Milchsäure-Bakterien an unseren Barrieren; es sind negative Biofeedback-Substanzen für das Immunsystem.

[91] Dhabhar 2009* Review | Dhabhar und McEwen 1997 Tierversuche, akuter Stress (< 5 h) vs. chronischer Stress (3 Wochen), zusätzlich problematisch bei chronischem Stress ist die eintretende Cortisolresistenz, wodurch die Beruhigung des Immunsystems auf Dauer immer schlechter funktioniert.

[92] Glaser und Kiecolt-Glaser 2005 Review, chronischer Stress wirkt immunologisch gegensätzlich zu Akutstress: Erhöhung Th1-Immunantwort, Unterdrückung der anti-inflammatorischen Th2-Antwort.

[93] Saul et al. 2005 Tierversuche, Exposition mit UV-Licht | chronisch gestresste Mäuse entwickelten früher Tumore als nicht chronisch-gestresste Tiere (das Immunsystem war bei letzteren effektiver); auch tatsächlicher Infektionsstress dürfte stärker zum Problem werden.

[94] Lochmiller und Deerenberg 2000 Review.

Die abgeschwächte Variante, die niedriggradige Entzündung/Inflammation bedeutet immer noch ein Energieverbrauch von etwa 250 bis 500 kCal/Tag[95]. Das ist etwa 200-400 kCal/d höher ist als der normale immunologische Ruheverbrauch. Diese Energie sichert sich das Immunsystem als Glucose dadurch, dass es andere Organe insulinresistent macht. Das aktivierte Immunsystem verhält sich wie ein egoistischer Einzeller, was typisch für ein gestresstes Gewebe ist.

Somit ist eine nicht zu Ende gebrachte Immunreaktion eine Belastung, in dem via *Insulinresistenz* das Gehirn (Bewusstsein) oder via *Leptinresistenz*[96], was die SDH-Produktion blockiert, die erwähnten Zukunftsinvestitionen immer das Nachsehen haben.

Ein wichtiger Teil eines IS-Protokolls (Immunsystem-Protokoll) beruht folglich darauf, die Schritte 2 und 3 der Immunreaktion einzuleiten, wenn sie in Reaktion auf neuen Stress nicht automatisch abläuft, um sie zu beenden. Dies ist noch vor einem Protokoll zur Wiederherstellung von Insulin- und Leptinsensibilität (obwohl sich einiges überschneidet) ein elementarer Interventionshebel um den gesunden Energiestatus im Körper wiederherzustellen.

Die Stressreaktion des metabolen Systems (Stoffwechsel)

Hier bitte wieder einsteigen: Unser ältestes Körpersystem, das metabole System wird ständig darüber informiert, wie viel Energie wir zuführen (Insulin), wie sie im Körper verteilt ist und verbraucht wird (u.a. Interleukin-6) und wie viel noch gespeichert ist (Leptin). Das passiert dadurch, dass diese Vorgänge jeweils die in Klammern aufgeführten Botenstoffe freisetzen und diese wiederum an Rezeptoren im Hypothalamus andocken.

Unser metaboles System ist tendenziell darauf abgerichtet, dafür zu sorgen, dass immer genug Energie zugeführt und nicht „unnötig"

---

[95] Berechnet auf Basis 82-kg-Mann: Ruiz-Núñez et al. 2013 | Lochmiller und Deerenberg 2000 Review (+1 °C Fieber kostet 180-270 kCal/Tag) | Segerstrom 2007 Review | STRAUB et al. 2010 (gibt 25 % der BMR an) Review; die Daten hierzu sind kritisch zu sehen, da Messungen sehr schwierig sind.
[96] Zhang et al. 2008 Tierversuche, Immunaktivität/Entzündung *kann* zu zentraler Leptinresistenz führen.

viel Energie verbraucht wird. In den folgenden Situationen verstärkt es diese Neigung (in den Klammern der Wirkmechanismus):

- Zu wenig gegessen haben (niedriger Insulinspiegel)

- Zu wenig Körperfettreserven haben (niedriger Leptinspiegel)

- Es ist Herbst (hohe Energieverfügbarkeit in der Umwelt, verringerter Einfluss von UV-Strahlung, Insulin- und Leptinresistenz[97])

- Desynchronisation der Körpersysteme durch chronischen Stress[98] (dazu später noch mehr Details)

Bei den letzten beiden Punkten wird unser Gehirn über die Menge seiner Fettreserven und die bereits zugeführte Nahrung getäuscht. Das metabole System kann durch diesen selbst herbeigeführten Informationsausfall im gesamten Organismus darauf einwirken, dass das Gleichgewicht hin zur Energie-Einlagerung kippt (= Lebens-Strategie von Wachstum und Reproduktion).

In der Natur haben wir einmal im Jahr einen dreimonatigen Herbst, in dem es evolutionär sicher nicht verkehrt war, Fettmasse zuzulegen.

In der Zivilisation können wir dagegen (biologisch) einen ewigen Herbst erzeugen. Das schaffen wir, indem wir ganzjährig Fructose zuführen und in warmen Innenräumen sitzen, Zeitzonen überqueren, im Winter um 7.30 Uhr im Büro sind oder uns ebenso abends dem blauen Licht unserer Monitore aussetzen. Manche Menschen reagieren darauf mit einer Anhäufung von Übergewicht.

Stress in der modernen Zivilisation

Dem Lösen von Stress wird generell eine höhere Priorität bei der Energieverteilung eingeräumt, als den chronobiologischen Anord-

---

[97]   Florant und Healy 2012 Review.
[98]   Kettner et al. 2015 Tierversuche mit Wildtypen und Mutanten, Clock-Gen-Analysen unter Jet-Lag und normalem Rhythmus. Ersteres führte zur zentralen Leptin-Resistenz.

nungen der inneren Uhr. Deshalb überlagert auch chronischer Stress unseren inneren, wellenartigen Rhythmus.

Diese chronischen Stressfaktoren sind heute mehr geworden. Das stört unseren inneren Rhythmus, wenn wir darauf mit einer chronischen Stressreaktion reagieren.

Die alte Stressreaktion auf neuen Stress führt zur Entstehung von chronischen Stress

Sobald der Hypothalamus im Stressverlauf anfängt, die Versorgung neuer Systeme zu drosseln und Energie abzuziehen, können wir sie schon bald nur noch mit erheblichem Willensaufwand wieder aus ihrer Vernachlässigung herausholen. Wenn wir uns erst noch weigern, uns zu bewegen und zu kommunizieren, dann können wir es später vielleicht nicht mehr.

FOLGEN VON CHRONISCHEM STRESS

Keine Körperreaktion, keine biologische Lebensstrategie ist problematisch, wenn sie zeitlich begrenzt bleibt. Es ist weder per se ungünstig, wenn Zellen wachsen (Reproduktion) oder wenn Zellen Energie sparen müssen (Überleben). Eine Phase macht nur dann Symptome einer chronisch degenerativen Erkrankung, wenn sie mehrere Jahre lang[99] über die Gegen-Phase dominiert hat.

Es gibt jeden Tag und jedes Jahr Phasen, da ist es sinnvoll, Entzündung zu produzieren und die Fettzellen zu füttern, Gewebe wachsen zu lassen oder abzubauen.

Wenn ein „Tumor"-Gewebe im Sommer wächst, sprich reproduziert, aber im Winter wieder abgebaut und in den „Überlebensmodus" gedrängt wird, entsteht auch keine Krebserkrankung. Bestimmte

---

[99]   Hier eine genaue Zeitangabe zu geben, ist unmöglich. Es kommt auch darauf an, welche Epigenetik durch die Vorfahren weitergegeben wurden, wie stark das Gleichgewicht gekippt ist – so treten heute viele chronische Erkrankungen wie Krebs oder Neurodegeneration in viel jüngeren Jahren auf als früher, wo sich Ungleichgewichte über 40 Jahre und mehr angesammelt haben, bevor eine Krankheit entstand.

Krebsformen werden dann jedoch enorm gefördert, wenn der Winter, im Sinne seiner Zeitgeber, niemals kommt[100].

Leptin- und Insulinresistenz und Übergewicht zum Ende des Sommers/Herbstes hin ist in Ordnung. Fettleibigkeit und das metabolische Syndrom ist, wenn diese Jahreszeit nie aufhört[101]; wenn über Jahre bei hoher Kohlenhydrat-Zufuhr zu wenig UV- und Infrarot-Licht aufgenommen wird. Alzheimer-Plaque spart im Winter (früher) überlebenswichtige Energie ein – wenn sie in jedem Sommer wieder abgebaut wird, spüren wir sie nicht[102]. Die Alzheimer-Reaktion wird erst dann zum Problem, wenn der Sommer nie kommt[103], z.B. weil wir jahrelang zu den besten Sonnenstunden ausschließlich im Büro gearbeitet haben.

Wenn Sie in einer Nacht schlecht schlafen, weil Sie gestresst sind und der Cortisol-Level nachts nicht abfällt oder Sie zu wenig Melatonin abbekommen, ist das sicher unproblematisch. Aber ein permanent hohes Cortisol blockiert die Versorgung von vielen Zelltypen im Körper bereits nach etwa 3 Tagen[104]. Auch der durch LED-Licht und -Displays herbeigeführte regelmäßige Melatonin-Ausfall begünstigt über die Zeit bestimmte Krebsarten[105]. Denn es behindert das Immunsystem dabei, in der Nacht entartete Zellen zu erkennen.

---

[100] Eine kurze Photophase ist ein Signal für das Immunsystem auf bevorstehende Kälte und wirkt tumorabbauend: Nelson und Blom 1994 Tierversuche, constant-24-h light vs. 8-h-light/d, Verabreichung carcinogene Substanzen für 8 Wochen (Krebs-Inzidenz 0 % vs. 90 % in 24-h-Population); hier im Text bezieht sich Winter deshalb auf die verkürzte Photophase, wobei sich dieser Zusammenhang auch auf die Kältecharakteristik von Winter ausweiten lässt | Bartsch und Bartsch 1981 Tierversuche, Melatonin-Gabe an unterschiedlichen Tageszeiten.
[101] Castillo et al. 2011 Tierversuche, die D2-knockout-Tiere entwickeln das metabolische Syndrom in warmer, aber nicht in kalter Umgebung.
[102] Paillard et al. 2016 CT, sogar im circadianen Verlauf ändert sich die Alzheimer-Symptomatik.
[103] Stieler et al. 2011 Tierversuche, Reversibilität von Hyperphosphoryllierung von Tau-Proteinen (identischer Wirkweg in der Alzheimer-Demenz) in syrischen Goldhamstern nach dem Aufwachen aus dem Winterschlaf | Mark et al. 2016 Versuche mit C. Elegans, Vitamin D agiert an SKN-1-Genen, die Protein-Unlöslichkeit verringern; der Vitamin D Metabolismus ist zwischen Nematoden und Säugetieren evolutionär konserviert, die Übertragbarkeit der Erkenntnisse auf den Menschen also wahrscheinlich zulässig.
[104] Liu et al. 2016 Tierversuche, Gabe von Dexamethasone (~künstliches Cortisol); dieses induziert mitochondriale Dysfunktion chronischer Gabe.
[105] Schernhammer et al. 2003 erhöhtes Darmkrebsrisiko durch Nachtarbeit (Korrelation) | Schernhammer et al. 2006 erhöhtes Brustkrebsrisiko (+36-60 %) bei weißer Hautfarbe und Nachtarbeit, beide OS (Korrelationen) | vorzeitige Alterung Anisimov et al. 2012 Tierversuche | Erhöhtes Prostatakrebsrisiko (+30-80 %) durch erhöhte Lichtexposition in der Nacht: Pukkala et al. 2009 OS n = 15 Mio. Menschen | Cutando et al. 2012 Review „Role of melatonin in cancer treatment"; Cho et al. 2015 „Effects of artificial light at night on human health", Review von 85 Studien (Licht unterdrückt Melatonin, Autophagie wird reduziert; und Melatonin als Sexualhormone-Gegenspieler fällt weg); die anti-kanzerogenen Effekte sind durch Melatonin-Supplementation nicht reproduzierbar: Schernhammer et al. 2012 RCT, placebo-kontrolliert, 4 Monate; was andeutet, dass es seinen Effekt größtenteils konzertiert mit den anderen Lichtwirkungen erzielt.

Wenn die Darmbarriere einen Tag lang weiter geöffnet bleibt, damit für die Lösung des Stress' mehr Energie einströmen kann, dann ist das in Ordnung. Wenn aber für Jahre damit in Kauf genommen wird, dass auch Proteine, Pathogene und deren Toxine in den Blutkreislauf eintreten können, dann wird das Immunsystem unterschwellig aktiv. Es können Autoimmunerkrankungen, Depressionen, Akne und Allergien entstehen – alles Symptome, an denen ein „leaky gut" („löchriger Darm") beteiligt sein kann[106].

Wenn 3 Tage die Darmbewegung verlangsamt wird, weil der Stress es erfordert, mehr Energie aus der Nahrung zu gewinnen[107], dann ist das ebenfalls akzeptabel. Wenn das aber 10 Jahre lang geht, dann sind das 10 Jahre Verstopfungstendenz und wahrscheinlich auch eine erhebliche Gewichtszunahme.

Eine Unterbrechung des Haarwachstums oder eine Unterversorgung der Haarzellen in der Kopfhaut ist für 7 Tage oder auch 28 Tage Infektionsbekämpfung völlig in Ordnung. Haarausfall passiert erst, wenn über Jahre das Immunsystem aktiviert wird und die Haarzellen solange vernachlässigt werden[108].

Auch eine vierwöchige Diät bedeutet chronischen Stress (chronischer Nahrungsmangel) und kann darüber den pauschalen Energieumsatz (die Stresskapazität) stark herunterregeln, was den „Jojo-Effekt" provoziert.

Ebenso, wenn Sie 30 Jahre oder länger nur auf Feierabend, Wochenende, Urlaub und Ruhestand hinarbeiten, das was Sie ausdrücken möchten, nicht ausdrücken, obwohl es Ihnen wichtig ist, oder eine Ehe ungewollt ertragen oder nichts in sie investieren, um sie zu ver-

---

[106]   Fasano 2012 Review „Leaky gut and autoimmune disease" | Bowe und Logan 2011* Review über Akne und Behandlungsmöglichkeiten | Grigoleit et al. 2011; Selhub et al. 2014 RCT, placebo-kontrolliert, Gabe von LPS (Lipopolysaccharide)-Endotoxine | Kullmann et al. 2013 gleicher Versuchsaufbau wie Grigoleit 2011, erhöhte Symptome von Depression.
[107]   Masere et al. 2009 Tierversuche, im chronischen Stress (hier 5 konsekutive Tage) wird (entgegengesetzt zu akutem, täglich unterbrochenen Stress) die Darmbewegung (Motilität) gebremst, um die Energieausnutzung der Nahrung zu erhöhen – Nebeneffekte: Verstopfung und Gewichtszunahme | Chevalier et al. 2015 Tierversuche, erhöhte kalorische Aufnahme aus gegebener Nahrung bei chronischer Kälteexposition (ab 3 Wochen lang 6 °C, ununterbrochen), die Effekte werden u.a. durch Veränderung der Darmbesiedlung mediiert, also die Vergrößerung der Darmoberfläche bewirkt.
[108]   Huntzicker und Oro 2008 Review „Controlling Hair Follicle Signaling Pathways through Polyubiquitination".

bessern, dann werden diese schwelenden Konflikte merklich Energie weg von den sensiblen neueren Systemen, insbesondere dem Gehirn, abziehen[109]. Das ist neuer Stress, der uns krank machen kann, weil das Problem nicht gelöst wird und die Aufgabe immer ältere, aber hierfür ungeeignete Stress-Systeme involviert. Die rhythmisch wechselnde Energieverteilung gerät aus dem Ruder.

Ein Stressfaktor sollte in der Regel nicht länger als eine circadiane (24 h) bzw. circannuale (365 Tage) Periode dauern, da er sonst seine Zeitgeberfunktion verwirkt und keinen Raum für eine Anpassung lässt.

Ein Frühwarnzeichen sind deshalb oft **Schlafprobleme**. Sie deuten fast sicher auf einen gestörten inneren Rhythmus hin, der eine chronische Erkrankung geradezu vorprogrammiert.

Erkrankungen der Hyperaktivität und der Vernachlässigung

Wenn unser Körper seine Zellen unterhält, dann verfolgt er mit jeder dieser Zellen eine bestimmte Lebens-Strategie. Manche unserer Zellen sichern unser Überleben, z.B. Herzmuskelzellen, Neuronen des Stammhirns oder bestimmte Fettzellen. Ihre Versorgung und ihr Unterhalt stehen in der Priorität ganz oben.

Andere Zellen oder auch andere Funktionen sind dagegen eine Art Luxus, die sich der Körper dann leistet, wenn ein Überschuss besteht: Das Erneuern von Haut-, Haar- oder Bindegewebszellen, Lernen oder auch der Aufbau von zusätzlicher Muskelmasse sind Maßnahmen, um für die Zukunft vorzusorgen.

Als Reihenfolge gilt: Erst wenn die Energieversorgung akut gesichert ist (Überleben), können Lebens-Strategien zugelassen werden, die

---

[109] Vgl. z.B. McEwen und Chattarji 2004 Review, ein chronisch erhöhter Stresshormonspiegel führt z.B. zur Atrophie des Hippocampus (Lernen, Gedächtnis) und Hypertrophie von Amygdala (Angst, Aggression), sprich Verschiebung von neu zu alt, von energieintensiv zu energiesparender | Lupien et al. 2009 Review „Effects of stress throughout the lifespan on the brain, behaviour and cognition" | Arnsten 2009 Review zur Anfälligkeit des präfrontalen Cortex', mit unserem neuesten Gehirnteil, für Atrophie unter Stress.

für die **Zukunft** wichtig sind (**Wachstum und Reproduktion**)[110]. Das lässt sich zwischen Organen, aber auch innerhalb eines Organes durchspielen. So hat auf Leberebene die Gluconeogenese-Funktion, die Produktion von Glucose (Überleben) Vorrang vor der Entgiftungsfunktion (Zukunftsinvestition). Solange die Gluconeogenese nicht abgeschaltet wird, wird die Entgiftung vernachlässigt.

---

[110]   Achtung, dies ist auf ein Individuum bezogen! Überindividuell/auf einen Genpool bezogen wird die Selektion von Genen, die die Reproduktionsfähigkeit verbessern, gegenüber Genen, die die Überlebensfähigkeit verbessern, bevorzugt: Williams 2001 Review.

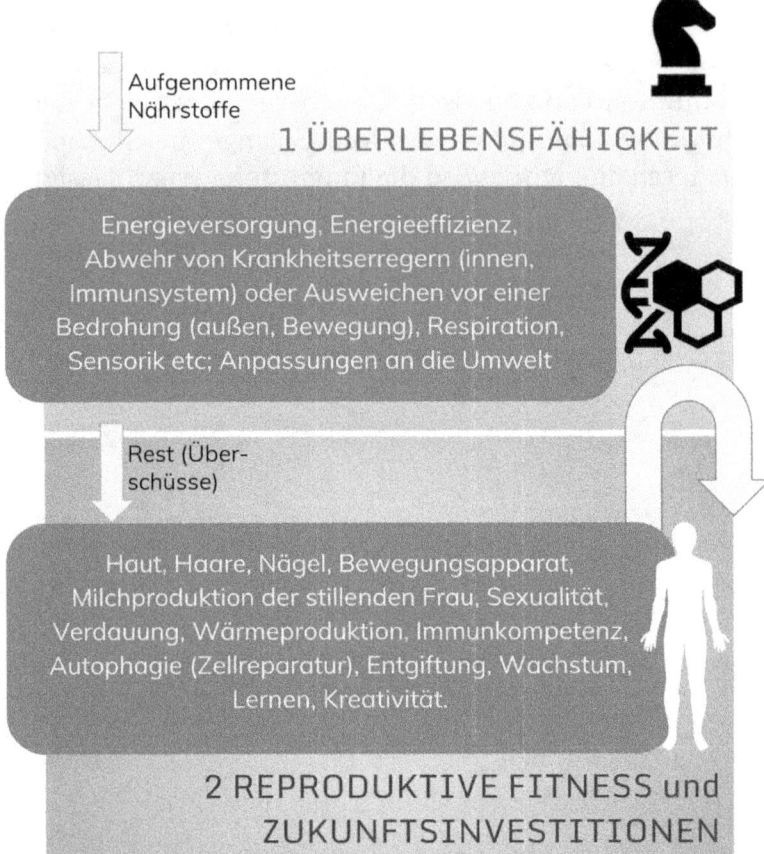

Die Prioritäten der Lebens-Strategien
Überleben hat Vorrang vor der Reproduktion.
Wir erinnern uns: Alle Strategien machen in einer bestimmten Umweltsituation Sinn. Der innere Rhythmus wird durch die Flexibilität eines Organismus' ermöglicht und durch den Wechsel der Tages- und Jahreszeit koordiniert. Der lebenswichtige und für die Gesundheit kritische Wechsel der Strategien schlägt also fehl, wenn die Umweltsituation nicht mehr dynamisch ist.

Ein Gewebe wird dann chronisch krank, wenn es vom zentralen Energie-Management ausschert (desynchronisiert) und nicht wieder zurückkehrt.

HYPERAKTIVITÄTSERKRANKUNGEN

Auf der Ebene von Zellen bedeutet die Reproduktions-Strategie **Hyperaktivität und Wachstum**.

Wenn diese Strategie zu lange andauert, können u.a. folgende Symptome und Krankheiten auftreten:

- Durchfall: **Darm**-Hyperaktivität, vermehrte Nahrungsmittel-Intoleranzen – geringere Ausnutzung der Nahrungs-Nährstoffe, was z.B. zu Untergewicht oder Nährstoffmängel führen kann

- **Schilddrüsen**überfunktion: Katabole (energieverbrauchende, gewebeabbauende) Prozesse dominieren, was z.B. zu Untergewicht führen kann

- **Haut**: Akne[111] und andere entzündliche Hauterkrankungen[112]

- **Immunsystem**: Erhöhte Ruheaktivität (niedriggradige Entzündungen), Akne, Asthma, Fieber, bestimmte Auto-Immunreaktionen[113] wie Rheuma[114], Arteriosklerose[115] oder Allergien[116]. Chronische Hyperaktivität des IS macht es auf Dauer ineffektiv[117], zudem werden dann wichtige katabole (abbauende) Prozesse wie Autophagie verringert und die Anfälligkeit für die Ansammlung und Vermehrung fehlgebildeter Proteine steigt[118]

- **Nervensystem**: Chronische Schmerzen/Hypersensitivität gegenüber Schmerz[119]

- Ein Wirkmechanismus von **Krebs** ist das unkontrollierte Wachstum von Zellen, die sich vom zentralen Rhythmus abgekoppelt

---

[111] Agamia et al. 2016 Fragebogen und Blutuntersuchungen.
[112] Balato et al. 2014 Haut-Biopsien von n = 15 Psoriasis-, und Hautdermatitis-Patienten und Zellversuche; in allen Fällen erhöhte mTOR-Aktivität.
[113] Fernandez und Perl 2010 Review, hier zu Lupus (Systemic lupus erythematosus).
[114] Perl 2015 Review (hyperaktives mTOR bei Rheuma).
[115] Kuiper et al. 2007 Review.
[116] Baumann et al. 2013 Clock-Gen-Analysen von Mastzellen und Eosinophilen von Mensch und Tier. Deshalb sind Allergieschübe meistens zwischen Mitternacht und frühem Morgen, wenn das Immunsystem rein chronobiologisch bereits in erhöhtem Aktivitätsmodus versetzt ist.
[117] Säemann et al. 2009 Review „The multifunctional role of mTOR in innate immunity...".
[118] King et al. 2008 Zellversuche mit Rapamycin, einem mTOR-Inhibitor, welcher Aggregation von diesen Proteinen verhindert.
[119] Norsted Gregory et al. 2010, Zhang et al. 2013 beide Tierversuche | Price und Dussor 2013 Review, AMPK ist vielversprechendes therapeutisches Ziel zur Minderung von chronischen Schmerzen.

haben[120]. Zu hohe Insulin- und Cortisolspiegel aufgrund von Hormonresistenzen begünstigen diesen Krankheitsweg[121].

- **Sexualsystem:** Frühes Einsetzen der Pubertät (Geschlechtsreife) und ebenso verfrühte Menopause[122], Tumore in **Brust, Eierstöcke, Prostata**[123] (Eierstöcke z.B.: Polyzystisches Ovarialsyndrom (PCOS), Vergrößerung des Eierstocks, Zystenbildung (*Wirkmechanismus: Insulinresistenz, erhöhtes Insulin*[(124)]))

- **Metaboles System:** Übermäßiges Anhäufen von Energiereserven[125], Fettleber (NAFL)[126], Insulinresistenz[127]/Diabetes Typ II, Übergewicht, Bluthochdruck, Arteriosklerose, koronare Herz- erkrankungen

- **Leber:** Erhöhter Blutzucker durch Hyperaktivität der Gluconeogenese-Funktion *(Wirkmechanismus: Insulinresistenz)*, auf Dauer z.B. Diabetes Typ II[128]

---

[120]　Sephton und Spiegel 2003 Review „Circadian disruption in cancer: a neuroendocrine-immune pathway from stress to disease?" | Savvidis und Koutsilieris 2012 Review | You et al. 2005 Tumortransplantationsversuche bei Mäusen | Xu et al. 2014b Review.

[121]　Kay et al. 2011 Zellversuche mit humanen Lungenkrebszellen. Insulin wirkt wachstumsförderlich und Cortisol unterdrückt das IS, welches im Normalfall entartete Zellen eliminiert.

[122]　Wirkmechanismus ist über chronisch erhöhtes Insulin und mTOR: Horiuchi 1997; Shaw et al. 2005 Review, nach der Menopause fallen die vor Alterung schützenden Signalwege bei der Frau z.T. weg | Briaud et al. 2005 Zellversuche, Effekte werden über eine erhöhte mTOR-Aktivität vermittelt.

[123]　Peters et al. 2016 OS, Assoziation von (zu viel) UV-Licht und Prostatakrebs-Risiko.

[124]　PCOS ist beispielhaft für eine Hyperaktivitätserkrankung. Generell gilt: Je energetisch günstiger ein Gewebe, desto weniger Cytokin- und desto mehr Insulin-Rezeptoren besitzt es. Dies wird vom Immunsystem zugelassen, weil diese Zellen relativ wenig Energie verbrauchen. Tritt nun in strategischen Organen der Blutzuckerräumung wie der Muskulatur eine Insulinresistenz ein, dann steigt kompensatorisch der Insulinlevel chronisch. Das viele Insulin regt dann in den energetisch „günstigen" Geweben das permanente Wachstum an (Hyperaktivität), während nur eine geringe Cytokinwirkung besteht (Cytokine wie IL-6 kann die Aktivität von Zellen drosseln). Dass Insulin- und Cytokin-Rezeptoren z.T. die gleichen Signalwege/second messenger nutzen, wirkt hier verstärkend. Dabei werden gleichzeitig energetisch teure Gewebe, die insulinresistent werden, Organ nach Organ vernachlässigt und abgebaut.

[125]　Cota et al. 2008 Tierversuche, dies könnte durch eine zentrale Leptin-Resistenz verursacht werden, welche die appetit-hemmende Wirkung von mTOR im Hypothalamus/ARC blockiert.

[126]　Baena et al. 2015 Tierversuche, durch Hemmung der Autophagie kann die Leber verfetten | Sapp et al. 2014 Tierversuche mit Zebrafischen, Fructose-induzierte Fettleber kann durch Rapamycin-induzierte Hemmung von mTOR rückgängig gemacht werden.

[127]　Salvadó et al. 2013 Tier- und Menschenzellversuche; ein Mangel an AMPK-Aktivität (ständig durch Hyperaktivität/mTOR unterdrückt) macht anfällig für Palmitinsäure-induzierte Insulinresistenz.

[128]　Xie und Herbert 2012 Review | Shigeyama et al. 2008 Tierversuche, in der ersten Lebenshälfte verbessert mTOR die pankreatische Funktion, später erschöpft sie verfrüht | Elghazi et al. 2010 Tierversuche.

- **Frühzeitige Alterung**[129]

VERNACHLÄSSIGUNGSERKRANKUNGEN

Wenn ein Organsystem bzw. eine Organfunktion über Jahre oder gar Jahrzehnte viel Energie beansprucht und wächst, dann kann es einerseits zu *Hyperaktivitätserkrankungen* dieser Organe selbst kommen, aber andererseits auch zur *Vernachlässigung* aller anderen Organfunktionen und Gewebe, für die zu wenig übrigbleibt[130].

Diese werden in einen energiesparenden Modus gedrängt, vernachlässigen die Zellerneuerung und verlieren auch ihre Fähigkeit, Stress adäquat zu lösen[131], weil ihnen zu wenig Energie zur Verfügung gestellt wird[132]. Dieses Überlebensprogramm ist akut definitiv sinnvoll. Doch wenn diese Sparpolitik zu lange anhält, wird daraus eine Erkrankung der Zelle bzw. des Gewebes resultieren.

Die Reihenfolge, welches Gewebe ein Organismus ab wann beginnt zu vernachlässigen, ist individuell – man kann auch sagen, dass die Krankheitswahl in der Persönlichkeit liegt. Auch das Geschlecht spielt eine Rolle. Doch generell lässt sich feststellen, dass erst energetisch günstige und weniger für die Zukunft notwendige Vorgänge bzw. Körpersysteme eingespart werden und nach und nach teurere und für das Überleben wichtige:

- **Sexualsystem**: Verringerte Libido und Fruchtbarkeit[133]

- Verringerte Milchgabe der stillenden Frau

---

[129]　Johnson et al. 2013 Review, Effekt via mTOR-C1 | zellverjügende/-erneuernde Prozesse werden unterdrückt: Chen et al. 2009 Zellversuche (blutbildende Stammzellen) | Blagosklonny 2010 Review.
[130]　Chrousos 2009* Review „Stress and disorders of the stress system", wie ein chronisch auch nur leicht aktiviertes Stress-System den gesamten Körper negativ beeinflussen kann (auf psychologischer und körperlicher Ebene).
[131]　Picard et al. 2015 Tierversuche, mitochondriale Dysfunktion durch Gen-Knockout verändert die systemische Reaktion auf psychologischen Stress (HPA-Achse, Sympathikus, Katecholamine, IL-6, Hippocampus); jeder einzelne induzierte mitochondriale Fehler generierte eine andere, jeweils einzigartige Stressantwort-Signatur (immunologisch, metabolisch etc.).
[132]　Wiley et al. 2016 Tierversuche. In mitochondrial dysfunktionalen Zellen (als Auslöser des Energiemangels/Vernachlässigung) wird AMPK aktiviert und sie treten in Schlaf oder Tod über.
[133]　Bertoldo et al. 2014 Review, zumindest in Tierversuchen wird dies via Gabe von Metformin erreicht.

- **Haarwurzeln**: Haarausfall

- **Schilddrüsen**-Unterfunktion und Folgeerkrankungen (zuerst Probleme mit Haut, Bindegewebe, Haaren, Wundheilung[134] etc., später Übergewicht und Schäden im Körper)

- **Bewegungsapparat**: Knochen-Osteoporose[135], Probleme mit Sehnen, Gelenken, Bändern etc.; Muskeln: Atrophie im Diaphragma, Fibromyalgie, Sarkopenie (Muskelschwund)[136]

- **Neocortex/Großhirnrinde**: Angsterkrankungen, Gedächtnis- und Lernschwierigkeiten (mangelndes Synapsenwachstum), Schizophrenie[137], Depression[138], Demenz/Alzheimer[139]

- **Immunsystem**: Vernachlässigung von Autophagie und Genreparation: z.B. Krebs als Folge; Schwächung der entzündlichen Immunantwort[140]

- **Leber/Niere**: Vernachlässigung der Entgiftung und der Regulation des Säure-Base-Haushaltes

- **Darm**: Verringerte Regeneration der Darmzellen, Verdauungsbeschwerden

- **Herz-Kreislauf-System**: Herzinsuffizienz[141]

---

[134]   Yan et al. 2017 Zellversuche | Squarize et al. 2010 Tierversuche. Für die Wundheilung ist mTOR (Wachstum) zentral.
[135]   Jeyabalan et al. 2012 Review.
[136]   Gordon et al. 2008 Review (beide via chronischer AMPK Überaktivität in der entsprechenden Peripherie).
[137]   Pritchett et al. 2012 Review, Tierversuche | Foster et al. 2013 Review. Abgeleitet von diesem Tierversuch scheint Schizophrenie eine Vernachlässigungserkrankung zu sein: Sejima et al. 2011 Olanzapine ist ein AMPK-Aktivator auf Hypothalamus-Ebene und wird in der Schizophrenie-Behandlung eingesetzt.
[138]   Leonard 2005 Review, chronische Aktivierung der Stressachse (HPA) kann zu Veränderungen im serotonergen System führen; u.a. Erhöhung Prolaktin.
[139]   Stieler et al. 2011* Tierversuche, Hyperphosphoryllierung von Tau-Proteinen bei Neuronen (identischer Wirkweg in der Alzheimer-Demenz) in syrischen Goldhamstern vor dem Eintritt in den Winterschlaf als Mechanismus der Energieeinsparung; dabei mTOR-Hyperaktivität der Plaque-bildenden Proteine | Mairet-Coello et al. 2013 Tierversuche; AMPK-Aktivität ist bei Alzheimererkrankung erhöht bzw. lässt Metformin-Gabe diese Erkrankung schneller voranschreiten.
[140]   Säemann et al. 2009 Review „The multifunctional role of mTOR in innate immunity...".
[141]   Aubert et al. 2016 „Heart-Failure"-Tiermodelle, Proteomic-Analysen, der Herzmuskel greift auf Ketonkörper zurück, was als Symptom einer Insulinresistenz (Vernachlässigung) gedeutet werden kann.

Wir sind alle im Frühstadium für diese Erkrankung; und je nach individueller Genetik auch mehr oder weniger tatsächlich für das ein oder andere anfällig.

Wie groß auch immer die Chance ist, dass wir diese Krankheiten mit den hier vorgestellten relativ einfachen Mitteln verhindern und zurückdrängen könnten... wir sollten es zumindest versuchen.

Eine Hypothese für moderne Erkrankungen

Der bis hierhin geschilderte Wirkungsweg ist ein Vorschlag für eine kausale Verknüpfung von Umweltfaktoren und Verhalten zu dieser breiten Palette an modernen Erkrankungen. Ich möchte betonen, dass dies eine solide Verknüpfung ist, die zwar die individuelle Genetik als Verursacher einer Krankheit anerkennt, aber als Auslöser unsere heutzutage sehr stark selbst beeinflussbare Zeitgeber- und Stressumwelt etabliert.

Gene geben uns nur eine Palette an möglichen Reaktionen. Erst die Umwelt bestimmt, welche davon ausgewählt wird.

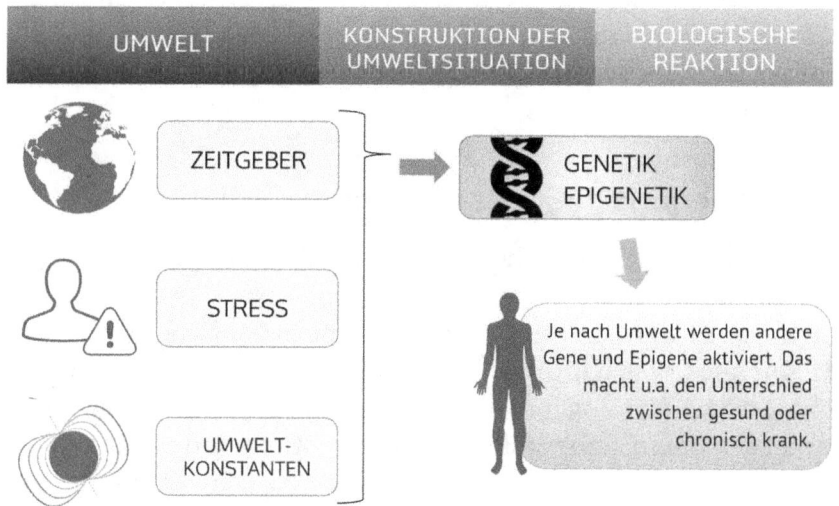

Unsere Gene sind zwar Ursache für Gesundheit oder Krankheit, aber nicht ihr Auslöser. Dies ist eine zentrale Hypothese dieses Buches für den Wirkmechanismus moderner Erkrankungen.

Die Medizin der inneren Uhr: Zwei bewusste Strategien zur Re-Stabilisierung der gesunden Energieverteilung

Die intelligente Nutzung von Umweltsignalen von Sommer, Winter, Tag und Nacht und das Erlernen des Umgangs mit verschiedenen „neuen" Stressfaktoren erlaubt uns, unseren inneren Rhythmus zu halten bzw. wiederherzustellen. Sie hilft uns, unsere von der Evolution angedachte erwartete, sinnvolle Energieverteilung zu re-stabilisieren.

Die *Medizin der inneren Uhr* ist damit ein Werkzeug, chronisch vernachlässigte Zellen wieder in einen ausreichenden Versorgungszustand zu hieven und hyperaktive Zellen zu beruhigen. Und keine Sorge, es geht nicht darum, den Luxus unserer Zivilisation aufzugeben. Es geht darum, einige entscheidende, z.T. sehr kurze Zeitfenster am Tag einzurichten, in denen Sie sich den entscheidenden Umweltsignalen/ Zeitgebern aussetzen.

Die entsprechenden Protokolle finden Sie im folgenden dritten Kapitel des Buches, welches sich komplett der praktischen Umsetzung des Wissens aus diesem Teil widmet.

Diese Protokolle sorgen dafür, dass Ihre Energieverteilung wieder rhythmisch und „menschlich" wird. Sie helfen uns, ein chronisch gesunder Mensch (in Gegenüberstellung zu chronisch krank) zu bleiben.

2.5 Das genetische Erbe unserer Evolution

Wir sind nun mit dem „Theorie"-Teil fast fertig.

Auch unter Ihren direkten Vorfahren gibt es mit hoher Wahrscheinlichkeit alles, was wir uns nur vorstellen können: erfolgreiche Nahrungsbeschaffer, Vordenker und Pioniere, Hochleistungssportler, herzerwärmend liebevolle Eltern, furchtlose Entdecker, geniale Naturforscher, anmutige und schöne Menschen, Verführungskünstler, Hunger- und Kältetrotzer, Philosophen und Führungspersönlichkeiten, Gesangskünstler, Meister der Rhetorik, des Erzählens von Geschichten und des Schauspiels. Sie haben Ihnen zwar nicht ihre Fähigkeiten direkt hinterlassen, aber die Anlagen dazu: Ihre Gene.

Ich möchte Sie dazu ermutigen, Ihr eigenes menschliches Potenzial zu nutzen.

Wenn wir auf der anderen Seite das, was uns als Menschen ausmacht, überhaupt nicht mehr bewusst abrufen, ist das das andere Extrem: Drastisch formuliert prägen wir dann als Menschen Merkmale aus, die wir in der Evolution eigentlich bereits hinter uns gelassen haben[142] – wir werden chronisch krank.

Doch jeder Mensch entscheidet in jedem Moment im Prinzip selbst: In was investiert er bewusst?

Wenn Sie sich dazu entscheiden, in Ihre neuen Körpersysteme und –funktionen wie Bewusstsein, Gehirn[143], Muskulatur etc. zu investieren – schlicht und ergreifend, indem Sie sie nutzen – dann sind Sie zu Außergewöhnlichem fähig.

---

[142] Pruimboom 2011 Review im Journal „Medical Hypotheses", von hier kommt der Begriff „reptiler Phänotyp".

[143] Alter Stress lässt das Gehirn gedeihen, dafür gibt es eine ganze Reihe von Studien: verantwortlich hier ist BDNF (brain-derived neurotrophic factor), ein Neuronen-Wachstumsfaktor (Pencea et al. 2001, BDNF-Infusionen regen Neuronenwachstum an), wird auf alten „Mensch-Stress" ausgeschüttet; darüber hinaus verringert es die Fettmasse, wenn es in der Peripherie als Myokin ausgeschüttet wird. BDNF erhöht sich auf... // ...*Kälte-Stress:* An et al. 2015 Erhöhung BDNF nach Kälteexposition im Tiermodell via Paraventrikularer Kerne des Hypothalamus (PVH)-Neuronen – BDNF senkt Kalorienaufnahme und erhöht spontane physische Aktivität | // ...*Hunger (temporär, ohne Kalorienrestriktion, Stichwort intermittierendes Fasten/periodic undereating):* Dhurandhar et al. 2013 Tierversuche, 16 Wochen, zerebraler BDNF-output ist unter Hyperglykämie verringert. // ...*Bewegung:* Macias et al. 2007 Tierversuche (bereits niedrige Intensität, NEPA erhöht BDNF und andere neuroprotektive Faktoren) | Cassilhas et al. 2012 Tierversuche, 8 Wochen, Ausdauertraining verbessert Gehirnleistung über BDNF, Krafttraining erzielt ähnliche Effekte, jedoch über andere Neurofaktoren (IGF-1und AKT im Hippocampus) | Nagamatsu et al. 2013 RCT, 6 Monate, n = 86 Frauen (70-80 J.) | Benedict et al. 2009 RCT, placebo-kontrollierte nasale IL-6-Administration (Myokin) führte zu verbesserter Gedächtnisleistung und slow-wave-Aktivität im Schlaf | BDNF wird sogar vom Muskel selbst (als Myokin) lokal ausgeschüttet, zeigt hier jedoch andere Wirkung: Matthews et al. 2009 | Matthews et al. 2015 (Korrektur), Versuche am Menschen und menschlichen Muskel-Zellen, hier erhöht BDNF die Fettoxidation und AMPK | muskuläres BDNF kann zwar im Nager, aber nicht im Menschen die Blut-Hirn-Schranke überwinden: Pan et al. 1998 Tierversuche, mit menschlichem BDNF. // ...*Durst:* Krause et al. 2011 | Bakos et al. 2013; Schechter et al. 2013, Tier- und Zellversuche: Durst erhöht Oxytocin, Oxytocin erhöht BDNF, jedoch sehr wacklige Datenlage! // ...*Hitze:* Goekint et al. 2011 CT, n = 8, hier Hitze in Kombination mit Bewegung steigert BDNF stärker als Bewegung alleine. // ...*weitere Konstanten unserer Evolution wie soziale Interaktion heben ebenfalls BDNF an:* Mainardi et al. 2010 Tierversuche.

Um nur ein Beispiel zu nennen: Wenn Sie, lieber Leser, älter als 65 Jahre alt sind, und von nun an ein Jahr lang 3 x pro Woche 30-40 Minuten spazieren gehen, kann das ihren Hippocampus um 2 % vergrößern[144] (dieses Gehirnareal ist an der Gedächtniskonsolidierung beteiligt).

Das aktivierte Bewegungssystem hält Intelligenz, Kreativität und Stärke bereit.

Schilddrüsenhormone codieren Schönheit.

Die Basis dessen ist unsere metabolische Flexibilität und immunologische Fitness.

Und aktiv üben müssen wir unsere Fähigkeit zur Kommunikation.

Das ist das, was uns Menschen, Homo Sapiens ausmacht.

Und vieles davon sind Sachen, die wir zu einem großen Teil selbst in der Hand haben. Das Wie wird nun detailliert im nun folgenden dritten Kapitel dieses Buches beschrieben.

---

[144] Erickson et al. 2011 RCT, n = 120 ältere Erwachsene, Intervention über 1 Jahr; chronischer Stress führt oft zur Verkleinerung des Hippocampus'.

KAPITEL III: Praktische Umsetzung – Lebens-Szenarien für den Menschen

Wir haben nun mehrere Erklärungsansätze für das Entstehen von Gesundheit und (degenerativer, chronischer) Krankheit erfahren.

Die Grundaussage ist: Findet in einem Organismus eine Desynchronisierung statt, werden Gewebe hyperaktiv, andere vernachlässigt, was sich in dem Auftreten der chronischen Zivilisationserkrankungen zeigt. Es ist ein simpler Wirkmechanismus einer entgleisten Chronobiologie, ein Verlust der inneren Abstimmung.

Wir werden nun das erlangte methodische Wissen **nach der Pareto-Formel in *Protokolle* überführen**. Das heißt, dass wir nun stets zuerst die Interventionen nutzen, die mit der kleinsten Veränderung den größten Unterschied machen. Sie sind immer der Startpunkt. Anschließend bekommen Sie noch detailliertere Informationen, wie Sie selbst diese konkreten Maßnahmen noch genauer auf Sie zuschneiden können.

Sie stehen nun vor der Wahl: Entweder Sie erlauben Ihrem Organismus, sich ab Ihrem 20. Lebensjahr immer mehr zurückzubilden. Oder Sie nehmen gezielte Änderungen in Ihrer Lebensweise vor, um das zu tun, was Ihnen wirklich wichtig ist, während Ihre Gesundheit dafür kein Hindernis ist.

3.0 Ein modernes Beispiel

Um uns unsere täglichen Gewohnheiten aus biologischer Sicht anschaulich zu beleuchten, habe ich mich entschlossen, das folgende Beispiel zu entwerfen. Obwohl es hypothetisch ist, ist es heutzutage alles andere als ungewöhnlich. Wenn Sie direkt die Interventionen kennenlernen möchten, können Sie dieses Unterkapitel überspringen und lesen im nächsten weiter.

...

Wie leben Sie tagein tagaus?

Welche Konsequenzen haben Ihre einzelnen Gewohnheiten jeweils?

Schauen wir uns das Leben von Samson an. Samson wohnt in Düsseldorf und ist 46 Jahre alt. Sein Beispiel soll uns zeigen, wie für uns oft selbstverständliches tägliches Verhalten dazu führt, dass unser Organismus Genprogramme aktiviert, die langfristig einen großen Nachteil für unsere Lebensqualität bedeuten.

Samson steht unter der Woche jeden Morgen um 5:40 Uhr auf, egal ob es Winter oder Sommer ist. Im Sommer fällt es ihm leichter, im Winter sind das Weckerklingeln und das Aufstehen meistens wie eine Folter für ihn. Sein Wecker, der den Sonnenaufgang simulieren kann, hilft ihm dabei nur ein bisschen. Dass Samson eigentlich ein später Chronotyp ist und an Wochenenden seine produktivste Zeit am Abend ist, interessiert den Chef seiner Firma nicht. Die Arbeit fängt um 8 Uhr an – Punkt. Samson arbeitet für einen Automobilzulieferer, der in den letzten Jahren massiv an Absatz eingebüßt hat.

Ihm macht seine Arbeit eigentlich Spaß, doch wenn man ihn fragen würde, ob er das Gleiche machen würde, wenn er das Geld nicht brauchen würde, würde er antworten, dass er nicht nur nachmittags anfangen würde, sondern auch nur etwa 20 statt wie meistens 45-50 Stunden pro Woche arbeiten würde. *Doch eine Reduktion der Arbeitszeit können wir uns nicht leisten, denn der Chinese schläft nicht* sagt sein Chef immer: Die Firma muss sich im internationalen Wettbewerb behaupten.

Es ist jetzt 6.20 Uhr und Samson frühstückt. Energie, die nach dem Aufstehen durch Cortisol mobilisiert wurde und anfänglich in Gehirn und Muskulatur umverteilt wurde, fließt nun zum Verdauungs- und Immunsystem. Am liebsten würde er sich wieder hinlegen. Jedes Mal wenn er auf der Arbeit snacken wird, passiert Ähnliches.

Samson zieht sich seine Arbeitskleidung an und sprüht sich noch kurz mit Deo ein. Wieder wird, kurze Zeit später, ein bisschen Energie weggenommen, hin zur Leber, die einen Teil der über die Haut aufgenommenen Stoffe entgiftet.

Während er eine Stunde im Berufsverkehr unterwegs ist, überschwemmt sein Frühstück sein Blut mit Glucose. Zugute kommt ihm, dass die Rezeptoren seiner Körperzellen jetzt so gut auf Insulin ansprechen (insulinsensibel sind) wie noch nie am Tag, sodass der Zucker relativ schnell aus dem Blut geholt wird. Da seine Muskeln jedoch keine Bedürftigkeit anmelden – die letzten Tage ist das Training ausgefallen – sichern sich den Großteil seine Fettzellen. Über die Jahre haben sich so 14 kg Übergewicht angesammelt. Auch fängt die Bauchspeicheldrüse langsam an, schlappzumachen. Nur 2 % dieses Organs produzieren Insulin. Der Rest stellt u.a. Verdauungsenzyme her; Samson hat deshalb schon länger Probleme mit der Verdauung bekommen.

Dass Samson der Berufsverkehr innerlich aufregt, überfordert dann doch auch die Blutzuckerräumung. Den Level seiner Stresshormone hat er mittlerweile durch die Decke getrieben und sie sorgen nun dafür, dass seine Leber pausenlos in die Gluconeogenese-Reaktion geschoben wird, sprich Glucose produziert und ins Blut befördert; die begonnene Entgiftungsreaktion wird zurückgestellt. Gleichzeitig bleibt die jetzt erwartete, vorbereitete Kampf- oder Flucht-Reaktion jedoch aus. Außer ab und zu zu gestikulieren und zu fluchen, bleibt Samson im Fahrersessel sitzen.

Die Stressreaktion versackt im ersten Schritt. Gleichzeitig ist sein Blut mit Energieträgern überflutet.

Neben seinem Blutzucker ist auch der Blutfettwert erhöht. Weil Glucose nicht über Enzyme kontrollierbare Reaktionen mit allen möglichen Körperstrukturen eingeht, kommt es sogar direkt zu DNA-Schäden an Samsons Gefäßwänden und die Fettsäuren im Blut sorgen dafür, dass seine Toll-like Rezeptoren Alarm schlagen. Beides führt schlussendlich dazu, dass Samsons angeborenes Immunsystem in eine leichte Entzündungsreaktion übertritt, die nicht zu Ende gebracht wird.

Ständig essen (Verdauungssystem, Pankreas), ständig ein bisschen entzündet sein (Immunsystem), ständig Zellgifte aus dem Verkehr ziehen (Pankreas, Leber), ständig Energie produzieren (Leber) und andauernd psychisch gestresst sein (Gehirn, Leber): Die Konflikte in der Energieverteilung sind bei Samson mittlerweile sichtbar geworden. Sein Haar ist licht geworden und die Muskulatur, die er früher als talentierter Leistungsschwimmer noch hatte, ist dem Bauchansatz gewichen.

Auf der Arbeit muss sich Samson mit frisch von der Uni gekommenen BWLern herumschlagen, die nichts von seiner Arbeit verstehen, ihm aber trotzdem Vorgaben machen. Dann gibt es Meetings, Samson muss E-Mails beantworten und mit Kunden reden, obwohl das auch nicht unbedingt seinem Stärkenbereich entspricht, Kundenkontakt zu haben oder sich ständig mit Leuten absprechen zu müssen. Samson ist ein introvertierter Persönlichkeitstyp und tüftelt viel lieber vor sich hin. Wenn man ihn das nur lässt, dann ist er einer der besten Mitarbeiter seiner Firma und unglaublich produktiv.

Nach dem Mittagessen fällt Samson erst einmal eine Stunde ins neurologische Koma und sitzt unproduktiv vor dem Computer. Effektiv dort, wo sich Stärken und Leidenschaft von Samson treffen, arbeitet Samson maximal 1-2 Stunden pro Tag. Auch wenn er mal zu gar nichts kommt, muss Samson 8 Stunden anwesend sein, obwohl das seine Firma nicht voranbringt. Denn in einer Firma dieser Größe vertraut der Chef seinen Arbeitern nicht – die meisten kennt er noch nicht mal mit dem Namen. Deshalb wird versucht, die Arbeitsleistung über die Zeitdauer zu kontrollieren.

Dass es immer wieder Gerüchte über eine Schließung des Standortes gibt, beunruhigt Samson. In seinem Alter ist es nicht mehr einfach, eine neue, ähnlich gut bezahlte Arbeitsstelle zu finden. Obwohl Samson nicht wirklich an einer Lösung arbeitet, tut das sein Unterbewusstsein. Sein Cholesterinspiegel ist relativ hoch, um den Forderungen der Nebenniere gerecht zu werden, die bereits chronisch eine enorme Menge Stresshormone produziert. Er schläft unruhiger. Auch die Leber produziert dauerhaft mehr Glucose als sonst und das Immunsystem bereitet sich darauf vor, dass sich Samson in ein neues Gebiet begeben wird. Doch davon weiß Samson selbst noch nicht.

Der Arzt stellt das allerdings fest. Er misst erhöhte Entzündungs-werte und auch einen zu hohen Cholesterinspiegel: Es werden Sta-tine verschrieben. Weil jetzt Sommer ist und Samson gleichzeitig zu wenig UV-Strahlen an seine Haut lässt, und Cholesterin nicht nur Ausgangsstoff für Stresshormone, sondern auch für Vitamin D ist, ist der Blutwert noch höher als sonst und in Folge darauf verordnet der Arzt eine erhöhte Dosis.

Die Statine senken Samsons Risiko, einen Herzinfarkt zu bekommen. Doch gleichzeitig blockieren sie seine Q10-Bildung, worüber die mitochondriale Leistung von Samson stark abfällt. Das spürt er in brutaler Weise, weiß aber nicht dass die Statine daran schuld sind. Samson hat bereits sein Lauftraining von zweimal auf einmal pro Woche reduziert. Manchmal lässt er es auch komplett ausfallen, ihm fehlt einfach die Energie.

Anmerkung: Das ist keine Aufforderung, eigenmächtig Medikamente abzusetzen.

Dazu kommt der Beta-Blocker Metoprolol. Zwar senkt dieser seinen zu hohen Bluthochdruck, aber dass das mit einem x-fach gestiegenem Krebsrisiko durch die Unterdrückung des angeborenen Immunsys-tems unter der Dauermedikation erkauft wird, sagt ihm der Arzt nicht. Auch seine Müdigkeit wird dadurch verschlimmert.

Genauso verschweigt der Arzt – weil er es schlicht nicht weiß – dass der Beta-Blocker Samsons bislang unerkannte Alzheimer-Erkrankung vorantreibt. Die Senkung des Blutdruckes und damit seines Herzinfarkt-risikos wird damit erkauft, dass die Gehirn-Versorgung mit Nährstoffen aus dem Blut abfällt. Dabei hat das Gehirn den hohen Blutdruck gerade deshalb veranlasst, um die Versorgung seiner Neuronen sicherzustellen und damit eine Vernachlässigungserkrankung zu verhindern.

Würde Samson einen Gentest machen, würde außerdem herauskom-men, dass er Varianten des Gens Cyp450 aufweist, die ihn außerstande setzen, eines der für ihn verschriebenen Medikamente zu entgiften. Entgiftungsfähigkeiten werden in einer Population gestreut, sodass unter einem Vergiftungseinfluss immer einige Individuen überleben.

Unter der aktuellen Situation hat Samson Pech gehabt: Er vergiftet sich schleichend, indem er seine Medikamente nimmt.

Auf den Rat seines Arztes, auf Vollkornprodukte umzusteigen, hört er jedoch nicht. Damit hat er zwar weniger Phytinsäure, aber Lektine und Aflatoxine aus dem Getreide und der Kuhmilch bekommt er aus seiner täglichen Ernährung trotzdem. Auch das Neo-Antigen Neu5GC aus dem roten Fleisch stört die Arbeit seines Immunsystems.

Von der Arbeit heim kommt Samson erst gegen 17.30 Uhr, wenn kein Stau ist auch früher. Direktes Tageslicht ist heute exakt 27 Minuten lang auf seine Augen getroffen. Statt der empfohlenen 12.500 Schritte hat er bisher nur 1.403 erreicht. Energie, mit seinen Kindern zu spielen und sich befriedigend viel mit seiner Frau zu beschäftigen, findet er trotzdem kaum noch.

Abends schaut Samson stattdessen meistens Fernsehen, Videos und Neuigkeiten in sozialen Netzwerken an: Dies bedeutet eine geringe energetische Investition, und dafür verhältnismäßig viel Emotion, zumindest oberflächlich. Seine ständigen Dopamin Booster bezahlt er durch die permanente Blaulichtexposition mit einem jede Nacht noch etwas niedrigerem Melatonin-Level[145]. Und damit, dass sich sein Gehirn mit diesen Inhalten beschäftigt, wenn er schläft, obwohl es jetzt wichtigere Projekte für ihn gäbe.

Wenn er vor dem Schlafengehen noch auf dem Smartphone seine Nachrichten checkt, dann ist seine innere Uhr darauf eingestellt, dass jetzt die Sonne aufgeht.

Wenn er neben seinem W-LAN-Router einschläft, dann schaffen es seine Mitochondrien weniger effektiv, mit den elektromagnetisch labilen Protonen und Elektronen einen Gradienten aufzubauen, um ATP zu gewinnen[146]. Auch dies mindert seinen Energiestatus.

---

[145]   Dumont und Paquet 2014 CT, 6-d-Laborstudie, n = 38, der Effekt ist bei mit Pille verhütenden Frauen verstärkt.
[146]   Hao et al. 2015** Review, Cytochrome C Oxidase (COX), das dritte Enzym des mitochondrialen Elektronentransportes wird durch menschengemachte elektromagnetische Felder gestört.

Samson ist mit seiner Situation generell unzufrieden. Es fällt ihm aktuell sehr schwer, Entscheidungen zu treffen und hinderliche Gewohnheiten hinter sich zu lassen. Er hat wenig Energie und das hält ihn scheinbar vom Handeln ab. Doch eigentlich ist es sein Wille, der aktuell noch zu schwach ist, um wirklich etwas zu verändern.

Grundlegende Lebensstil-Interventionen zur Prävention von modernen Erkrankungen

Manche Menschen machen es intuitiv richtig, selbst wenn sie nicht die Hintergründe verstehen. Gesundheitswissen ist nicht nötig, wenn die richtigen Entscheidungen von den Umständen getroffen wurden. Das war bis vor einigen Jahrhunderten auch noch in Deutschland der Fall und ist auch heute noch für einige Menschen so.

Doch auf Sie trifft es wahrscheinlich nicht zu.

Wir leben heute wie wir leben, weil es *gesellschaftliche* und *zivilisatorische* Gründe dafür gibt. Es ist heute normal, so wie Samson zu leben, und doch ist es *biologisch gesehen* nicht unbedingt gut oder sinnvoll. Samson tut viel dafür, dass er früher oder später eine Zivilisationserkrankung bekommen wird. Vielleicht auch erst seine Kinder.

Das ständige Aufschieben bringt uns vielleicht irgendwann in eine Leidensmotivation oder gar dazu, irgendwann reuevoll auf sein Leben zurückzublicken. Die ehrliche Frage, wohin die eigenen Gedanken und das eigene Verhalten in 2, 3, 10 oder 20 Jahren hinführen könnten, ermöglicht eine bewusste und freie Entscheidung. Wenn Sie dann entscheiden, dass Ihnen chronischer Genuss oder kurzfristige Bequemlichkeiten mehr bedeuten, ist das in Ordnung.

Wie wäre es jedoch, nur mit einer einzigen und auch nur minimalen Veränderung bereits einen enormen positiven Effekt auf Ihre Gesundheit zu erzielen?

Nach dem Pareto-Prinzip erzielen 20 % (0,2) der Veränderungen etwa 80 % (0,8) der Ergebnisse. Da Pareto auch eine mathematische Formel ist, folgt daraus, dass (die „richtigen") 4 % (0,2 * 0,2) der Aktionen (also weniger Aufwand) noch 64 % (0,8 * 0,8) des Unterschieds ausmachen, oder 1 % Veränderung noch einen etwa 51 %-igen Effekt zeigen kann usw.

Das, was Sie an Umsetzungsvorschlägen hier bekommen, ist genau nach dieser Formel von Pareto aufgebaut: Erst wird versucht, auf die 4 % zu zielen. Wenn das geschehen ist, und Ihnen das noch nicht genug ist, werden die nächsten 20 % in Angriff genommen usw.

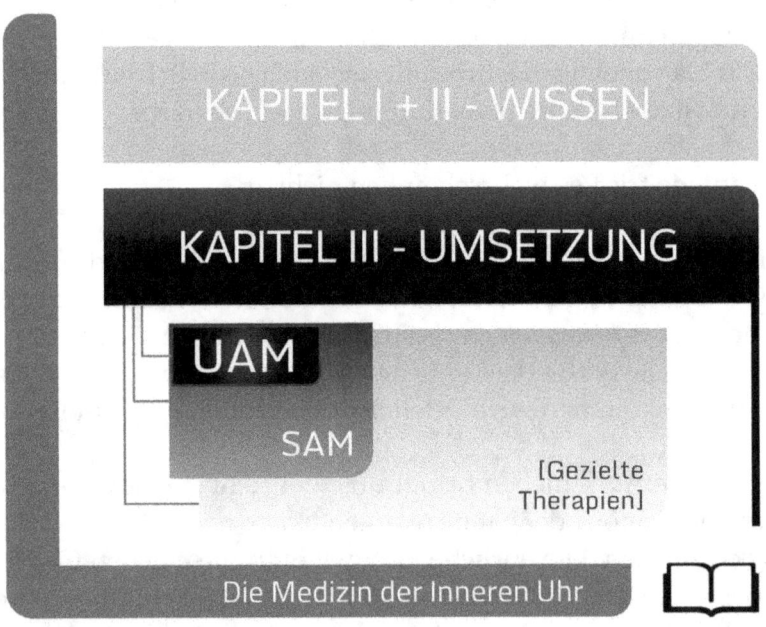

Übersicht Kapitel III
Das UAM-Protokoll (Umweltsignale als Medizin) zielt auf die Veränderungen, die nur 4 % Aufwand bedeuten, aber etwa 64 % der Ergebnisse bewirken. Das darauf folgende SAM-Protokoll (Stresszyklen als Medizin) bedeutet 16 % mehr Aufwand und nur weitere 16 % Effekt. Noch mehr Aufwand sollte nur verfolgt werden, wenn ein tatsächlicher, diagnostizierter Anlass besteht (gezielte Therapien).

3.1 Umweltsignale als Medizin (UAM) – Die stressarme Basis-Intervention zum Resetten der inneren Uhr

„Live in each season as it passes; breathe the air, drink the drink, taste the fruit, and resign yourself to the influences of each. Let them be your only diet, drink and botanical medicine." – Henry David Thoreau, 1906 – Journals (Eintrag für den 23. August 1853)

Wir fangen mit den Maßnahmen an, die wahrscheinlich die geringste Umsetzungshürde haben, aber gleichzeitig zur absoluten Spitze hinsichtlich des erzielten Effektes gehören. Dieses Protokoll, **„Umweltsignale als Medizin"** (UAM) sind etwa die **Top 4 %**, die für etwa 64 % der gewünschten Ergebnisse sorgen. Es ist die Basis jeglicher Interventionen, die primär auf der körperlichen Ebene ansetzen und auf eine Prävention oder Therapierung von Zivilisationserkrankungen abzielen.

Warum? Weil dieses Protokoll auf die Wiederherstellung unseres Biorhythmus' einwirkt, der – wie bereits ausführlich erläutert – das Fundament unserer Gesundheit ist.

Das Besondere an diesem Protokoll ist, dass es bei maximal möglichen Effekt auf eine starke Erleichterung der Folgebereitschaft („compliance") konzipiert wurde. Deshalb nutzen wir in dieser Intervention nur Umweltinformationen, die entweder gar nicht stressend sind (z.B. Licht) oder nur sehr milden und kurzen (akuten) Stress bzw. Schmerz verursachen.

Trotz alledem gibt es hier keine Abkürzungen und magische Pillen. Die Umsetzung ist Ihre Aufgabe. Sie müssen bereit sein, Ihre Gesundheit selbst in die eigene Hand zu nehmen. Ich zeige Ihnen nur mögliche Wege. Sie zu beschreiten liegt jedoch bei Ihnen.

Das jetzt folgende Protokoll ist/wäre wahrscheinlich ein Meilenstein für die meisten von uns. Es erzeugt eine gewisse Robustheit gegen moderne chronische Erkrankungen im Kontext eines modernen Lebens in der Zivilisation. Und je früher es genutzt wird im Leben, desto größer wird sie sein.

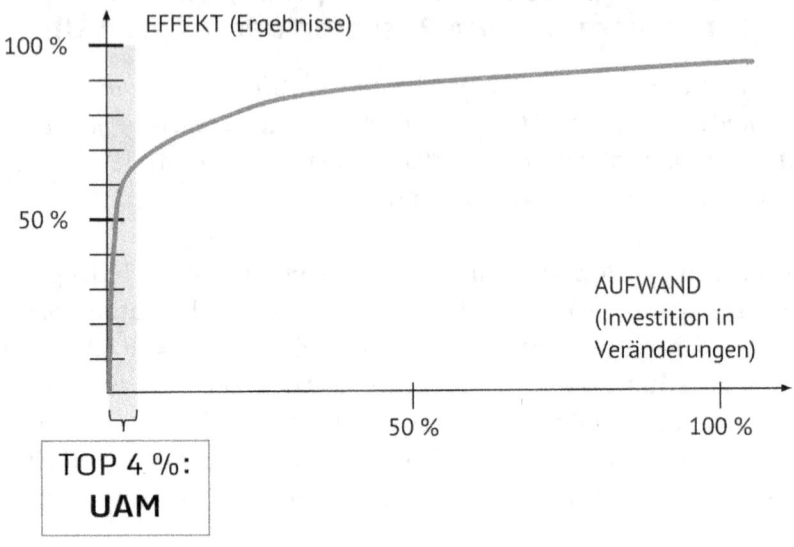

Die Veränderungs-Matrix nach der Pareto-Formel
Die kleinste Veränderung kann den größten Unterschied machen, wenn Sie an den (individuell) richtigen Stellschrauben drehen. Wenn Sie die entscheidenden 4 % treffen, können Sie nach dieser Formel eine Veränderung um 64 % erzielen (0,2*0,2 = 0,04 und 0,8*0,8 = 0,64).

Hier finden Sie das bisherige Ergebnis (am Ende der Liste finden Sie eine zusammenfassende Grafik aller Empfehlungen) meiner Forschungen. Sieben Umweltfaktoren, die die Basis unserer Gesundheit sind:

- **1 Licht: Mehr UV-Licht, mehr Infrarotlicht und weniger Blaulicht. In den meisten Nächten völlige Dunkelheit.** *Faustregel für die Nutzung der Sonne: Sobald ihr Licht unangenehm wird, gehen Sie in den Schatten und schützen sich.* a. **Morgens**: Erwägen Sie die Nutzung eines Lichtweckers[147]. Schlafen Sie dort, wo morgens die Sonne hereinscheinen kann. Lassen Sie zum Aufwachen schöne Musik, angenehme Stimmen und Naturgeräusche spielen, um auch soziale Stimuli als Zeitgeber zu nutzen. b. **Tagsüber:** Natürlich sollten Sie Sonnenbrand vermeiden. Ich vermute jedoch, dass Sie wie viele von uns, insgesamt zu wenig Tageslicht abbekommen. Deshalb begeben Sie sich **tagsüber** mehr nach

---

[147] Thompson et al. 2014 RCT, n = 8, verbesserte Leistungsfähigkeit durch LW.

draußen unter das Tages- bzw. Sonnenlicht. Das Mindeste sollte sein:
- **Einmal morgens** bei aufgehender Sonne etwa 30 Minuten, möglichst mit Blickrichtung zu dieser und
- noch **einmal mittags** um den Sonnenhöchststand herum. Hier möglichst leicht bekleidet und ohne Sonnenschutz, etwa 10-35 Minuten (je nach Hauttyp). Wenn Sie im Büro arbeiten, ist es vielleicht möglich, dass Sie in Frühling, Sommer und Herbst vormittags am offenen Fenster arbeiten und/oder im Freien kurze Zwischenroutinen (Bewegungspausen) absolvieren können. Statt in Innenräumen zu lesen, können Sie im Garten unter einem Baum oder zumindest am Fenster lesen. Nehmen Sie Ihre Mahlzeiten auf der Terrasse oder dem Balkon ein. Im Tageslicht sollten Sie (Korrektur- und Sonnen-)Brillen abnehmen, genauso wie Sie Ihren Körper nicht übermäßig mit Kleidung abschirmen sollten, damit Sie dem vollem Sonnenlichtspektrum ausgesetzt sind. Kontaktlinsen sollten Sie vermeiden bzw. das Tragen zeitlich beschränken. Ich selbst trage eine Brille, und nehme sie – auch wenn ich dann halb „blind" herumlaufe – draußen und morgens normalerweise ab. Beim Arbeiten in Innenräumen, sollte die Beleuchtung möglichst „warmfarbig" (=/< 2.700 K) sein, besonders abends (siehe nächster Punkt). Am besten nutzen Sie Halogen- oder Glühlampen. Auch als „Tageslichtlampen" deklarierte Lampen sollten Sie meiden.

Die Sonne ist ein Schwarzkörper, deren Licht wir technisch nur schwer bis gar nicht nachbilden können. Das von ihr auf die Erde auftreffende ausgewogene Spektrum von UV-, Blau- und Rotanteilen übt einen quantenbiologisch optimalen Einfluss auf das Leben auf diesem Planeten aus. Der Mensch kann beispielsweise die sehr tief in die Haut eindringenden (10-30 cm) Rot- und Infrarotanteile direkt zur Energiegewinnung mittels des photoelektrischen Effektes[148] oder indirekt zur Erhöhung der Mitochondrien-Effizienz[149] nutzen, was wiederum Schäden durch blaues Licht ausgleichen kann. Mittels Infrarotstrahlung können die meisten Stufen der Energiegewinnung aus der Nahrung (Enzyme, Darm, Insulin etc.) übersprungen werden. Ein Energieverteilungskonflikt kann hier *sofort* gemildert werden und das Energieniveau Ihrer Zellen erhöht sich sofort. *Mehr Informationen zur Quantenbiologie des Lichts finden Sie unter:* www.ehsl.de/licht

Wenn Sie, aus welchen Gründen auch immer, kaum Zugang zu Tageslicht haben, sollten Sie an Ihrem Aufenthaltsort im Inneren entweder Blaulichtblocker (Software, Brille, Kappe aufsetzen etc.) nutzen und/oder eine Infrarotlichtlampe (nachmittags, 4 x 5-10 min. mit jeweils mindestens 10 min. Pause) nutzen. Das alles schont Ihre Netzhaut und andere Systeme Ihres Körpers.

c. **Abends/Nachts**: Sobald die Sonne untergeht, aber spätestens 2-3 Stunden vor dem Zubettgehen sollten Sie jegliche Blaulicht-Exposition so gut es geht reduzieren bzw. am besten meiden. Besonders wichtig ist dies in den Wintermonaten, da Sie hier besonders sensibel auf Blaulicht reagieren[150]. Am effektivsten sind *Blaulichtfilterbrillen* (bereits ab 10 €, Lichtwellenklärung mindestens <435 bis 465 nm),

---

[148]   Das ist *Quantenbiologie.* IR-Licht zwischen 630-900 nm stimuliert die Cytochrom Oxidase (COX – welches jeweils zwei Eisen- und Kupferkerne besitzt), den vierten Komplex der mitochondrialen Atmungskette: Karu und Kolyakov 2005 Zellversuche, die Maxima liegen bei den folgenden Wellenlängen [in nm]: 620 (Rot); 675 (FIR); 760; 830 (NIR) | Xu et al. 2014a** Tierversuche/isolierte Leberzellen, Licht (*hier: rot, Absorptionspeak bei 670 nm*) erhöht die katabole *Photo*-Reduktion von Coenzym Q, und damit die mitochondriale ATP-Synthese (*hier: + 1.600 %*); hier wurde dieser Effekt durch die Aufnahme von Chlorophyll und davon abgeleitete Metaboliten gesteigert (*hier: +35 % in Gehirnzellen*). DHA spielt hier ebenfalls eine große Rolle aufgrund seiner Pi-Elektronen-Konfiguration und magnetischen Eigenschaften; unsere Schädeldecke blockt nur 50 % der Rotlicht-Wellen (~670 nm), der Rest dringt ein | Passarella et al. 1984 Versuche mit Ratten-Leberzellen, Erhöhung ATP-Produktion durch IR-Licht. || Dies deckt sich mit Erkenntnissen, dass erste Formen der (anoxygenen) Photosynthese bereits 3,5 Milliarden Jahre alt sind, diese Lebensformen also auch zu unseren Vorfahren gehören: Cardona und Lambreva 2016* phylogenetische Datenbank-Analysen | trifft Licht auf unsere Haut wird auch massiv NO freigesetzt, damit rote Blutkörperchen (chemisch fast identisch zu Chlorophyll! – beide enthalten Poryphyrine) an die Hautoberfläche kommen um die Photonen zu „ernten": Liu et al. 2014 CT, n = 24, Tests mit UV-A-Licht | Oplander et al. 2009 ähnlicher Versuchsaufbau | Oplander und Suschek 2013*** Review, 340-360 nm (UV-A) und ein antioxidatives Milieu maximieren die NO-Ausbeute.

[149]   Sommer et al. 2015 Laborzellversuche, die Effizienz der ATP-Synthase der Mitochondrien ist von der Wasser-Viskosität abhängig, welche wiederum durch Infrarotlicht (670 nm) stark positiv beeinflusst wird; dieser Effekt gilt nicht bei hydrophoben Oberflächen.

[150]   Glickman et al. 2012 Versuche mit Hamstern; hier phasenverschiebender Effekt in den „short-photophase"-Tieren (Winter) um den Faktor 40 erhöht gegenüber Sommer-Tieren.

welche eine oft als sehr angenehm empfundene Filterung vornehmen. In der **Wohnraumbeleuchtung** können Sie abends Kerzen, Öllampen, Rotlicht und Salzsteinlampen zur Beleuchtung nutzen und kaltfarbige LEDs, quecksilberhaltige Leuchtstoffröhren und andere Lampen ausgeschaltet lassen bzw. aus der Wohnung entfernen. Dann benötigen Sie auch keine Filterbrille. Nutzen Sie keine Dimmer oder Controller. Wenn sie gerade vor der Entscheidung stehen: Streichen Sie Ihre Räume (zumindest die, in denen Sie sich abends/nachts aufhalten) mit warmen Farben wie z.B. Gelb. Ebenfalls sollten Sie den Umgang mit **technischen Geräten** reflektieren. Am besten meiden Sie die nächtliche Nutzung von Smartphone, Fernseher und Computer, indem Sie ein „Ausschalt-Ritual" am Abend praktizieren (evtl. Wecker stellen). Sie können auch mit folgenden Maßnahmen die Lichthygiene Ihrer Elektrogeräte verbessern:

1. Setzen Sie generell die **Helligkeit** Ihrer Bildschirme herab.

2. Nutzen Sie **warmfarbige Themes** in Textverarbeitungsprogramm, Browser etc., um den Kontrast zu reduzieren. Als Schriftfarbe nutzen Sie z.B. statt schwarz grau und als Hintergrund statt weiß gelb.

3. Für **Windows** können Sie die Software *f.lux* nutzen (www.justgetflux.com). Wählen Sie hier unter "lighting at night" die wärmste Einstellung 1.200k (ember) oder zumindest 1.900k (candle). Diese ist in meinen Augen die beste Software.

4. **Android**-Geräte: f.lux gibt es für Android nur als „root-only" Applikation (Stand: Juni 2017). Alternativ kann ich die App *Twilight* empfehlen.

5. **Apple iOS**-Geräte: f.lux kann hier weder über einen Developer Account noch über Jailbreaking auf das Smartphone aufgespielt werden. Ab dem Betriebssystem iOS 9.3 ist der (bislang unzureichende!) Blaulichtfilter „Night Shift" enthalten. Auch mit der „Grayscale"-Funktion können Sie Blaulicht am iPhone reduzieren. Ich persönlich würde zu Samsung/Android wechseln.

Sollte Ihr innerer Rhythmus nach vorne geschoben sein, d.h. Sie werden abends ungewollt sehr früh müde und wachen sehr früh auf, dann sollten Sie sich tendenziell vermehrt am Abend dem Tageslicht aussetzen. Dadurch schiebt Ihr innerer Rhythmus nach hinten.

- **2 Elektromagnetismus**: Drei Interventionen zur Verbesserung Ihrer elektromagnetischen Umwelt, die besonders nachts in elektrifizierten Häusern zur Anwendung kommen sollten, sind:

a) **Erdung** durch elektrischen Kontakt zur Erdoberfläche, den wir mit dem Landgang begannen zu verlieren – nutzen Sie hierzu eine elektrisch leitfähige Oberfläche, die über den Schutzkontakt der Steckdose mit der Erde verbunden sind (Achtung: Lassen Sie diese Installation bei den geringsten Unsicherheiten von einem Elektriker durchführen!). Es gibt hierzu auch Erdungssets für 20-30 € im Internet zu kaufen (z.B. www.groundology.com oder www.tz-gesundheit.de). Schlafen Sie z.B. auf einer solchen Oberfläche und nutzen Sie sie als Handauflage bei der Computerarbeit. Natürliche Erdung geschieht, wenn Sie sich mit der Haut direkt in oder auf feuchten Oberflächen dieses Planeten bewegen (Meer, Gewässer, feuchte Wiesen etc.). Im geerdeten Status werden Elektronen aufgenommen, elektrostatische Aufladungen ausgeglichen und die Ladung z.B. in den roten Blutkörperchen verbessert[151]. Auch Übersäuerung (Elektronen-Mangel) und Entzündungsgeschehen können damit reduziert werden[152].

b) **Reduktion** menschengemachter elektromagnetischer Felder wie Wechselmagnetfeldspannungen (niederfrequent) oder Funkstrahlung[153] (hochfrequent). Eine durchgreifende Lösung wäre die Nutzung eines geerdeten Baldachins für Ihr Bett, welcher nach dem Prinzip des faradayischen Käfigs dieses abschirmt. Alternativ gibt es Technologien zur biologischen

---

[151] Chevalier et al. 2013 CT, n = 10; dadurch verbessert sich die Blutviskosität, da eine Verklumpung vermindert wird.
[152] Oschman et al. 2015** Review.
[153] Der Unterschied von man-made (polarisiert) zu natürlich (unpolarisiert) besteht in der Polarisierung: Panagopoulos et al. 2015* Review zu den biologischen Effekten von EMFs, die polarisiert deutlich negativer wirken können.

„Entstörung" oder „Harmonisierung" solcher Signale, die oft günstiger sind, aber über die ich mir noch keine Meinung gebildet habe. Oft ist es bereits hilfreich, in einer metallfreien Umgebung zu schlafen. Metall am oder unter dem Bett hat einen Antennen-Effekt auf jegliche von umgebenden Funkmasten ausgesendeten Signale. Genauso empfehlenswert ist es, das W-LAN in der Nacht auszuschalten und im Stockwerk einen Netzfreischalter zu installieren und zu nutzen. Distanzieren Sie sich von elektromagnetisch aktiven Geräten: Nutzen Sie z.B. Ihr Mobiltelefon immer nur mit Headset, anstatt es am Ohr zu halten etc. Bevorzugen Sie Handy-Modelle mit niedrigem SAR- und Connect-Wert (www.handywerte.de; im Zweifelsfall am Connect-Strahlungsfaktor orientieren). Nutzen Sie den Flugmodus und installieren Sie zuhause ein Schnurtelefon. Nutzen Sie im Auto die Außenantenne zum Telefonieren. Telefonieren Sie nicht bei schwachem Empfang. Verwenden Sie zuhause kabelgebundenes Internet (z.B. D-LAN) und entfernen Sie andere Strahlungsquellen wie Smartmeter (intelligente Stromzähler), Babyphones etc. wenn möglich.

c) **Exposition zum Erdmagnetfeld**, welches umso stärker ist, je näher Sie am Meeresspiegel-Niveau sind.

- **3 Temperatur**: Setzen Sie sich sanft den jahreszeitlichen Temperaturbedingungen aus. Sorgen Sie dafür, dass Sie es winters und nachts generell nicht so warm haben. Bekleiden Sie sich, wenn Sie z.B. einen Spaziergang machen, nur leicht, sodass es gerade erträglich ist. Lassen Sie im Schlafzimmer das Fenster wenigstens gekippt und heizen Sie dort nicht. Machen Sie morgens eine Minute lang leicht bekleidet etwas Gymnastik im Garten. Duschen Sie etwas kühler. Fangen Sie damit an, in der letzten Sekunde Ihrer Dusche den Strahl auf eiskalt zu ändern. So nutzen Sie Kälte oder Wärme als Zeitgeber, noch ohne dass die Temperatur einen übermäßigen Stress- bzw. Schmerzfaktor darstellt.

- **4 Vermeiden von Bewegungslosigkeit**: Sitzen Sie nicht länger als 20-45 Minuten am Stück, z.B. indem Sie mit den Rauchern des Büros regelmäßig nach draußen mitgehen.

89

- **5 Flüssigkeit/Wasser:** Trinken Sie reichlich möglichst reines, unfluoridiertes Quellwasser. Installieren Sie einen Wasserfilter zuhause, der sowohl Mineralien als auch Rückstände (Arzneimittel etc.) aus dem Leitungswasser bindet bzw. filtert. Dadurch wird sich auch der Geschmack des Wassers verbessern. Aktivkohlefilterung (Filter regelmäßig wechseln!), Elektroentionisierung und Umkehrosmose sind hierfür geeignete Verfahren, die Sie am besten kombinieren.

- **6 Nahrung**

  a) **Kohlenhydrate/Fructose und Fett nach Saison:** Sobald im Frühling die Sonnenscheindauer und –intensität zunehmen, steigt auch in der regionalen Umwelt mit etwas zeitlichem Abstand die Kohlenhydratverfügbarkeit. Um hier das Zeitgeber-Signal aus Darm (Kohlenhydrate – „gespeichertes Licht") und Netzhaut/Haut (Licht) zu paaren, sollten Sie im Winter nur reduziert (Süd-)früchte essen und sich generell an die lokale/regionale Verfügbarkeit von Nahrungsmitteln halten. Am einfachsten ist es, wenn Sie sich regelmäßig eine Gemüsekiste liefern lassen. Um einen Anbieter zu finden, suchen Sie hierzu bei google z.B. nach „Gemüsekiste+lieferservice+[Ihr Wohnort]".

  b) Ihre **erste Mahlzeit des Tages sollte eine große Schüssel mit reichlich regionalem Gemüse/Salat** beinhalten.

  c) **Nahrungsmittel aus dem Meer** (Muscheln, Algen, DHA etc.), die entscheidend unsere Gehirnevolution vorantrieben, sollten ebenfalls regelmäßiger Bestandteil Ihrer Ernährung sein.

  d) Machen Sie sich über sie ansonsten nicht zu viele Gedanken, sondern bringen Sie z.B. erst Ihre Licht-Umwelt in Ordnung. Es reicht uns bis jetzt, dass sich die wichtigsten Details ausregeln, wenn Sie regional-saisonale, nicht-industrielle Nahrung der obigen beiden Kategorien bevorzugen und sich an den evolutionären Imperativ **„erst bewegen, dann essen"** halten.

- **7 Ruhe:** Beginnen Sie damit, 2 Minuten pro Tag zu meditieren, entweder morgens direkt nach dem Aufwachen, tagsüber oder abends vor dem Schlafengehen. Denken Sie an etwas, wofür Sie heute dankbar sind. Dann beobachten Sie Ihre Atmung und sich selbst, wie Ihre Gedanken abschweifen und wie immer wieder Gefühle und Emotionen aufkommen und Sie trotzdem wieder zum Atem, in eine neutrale Selbst-Beobachterposition zurückkehren. Regelmäßige Meditation wird gigantische Effekte auf Ihr Wohlbefinden haben.

Suchen Sie sich jetzt **eine** der Maßnahmen aus der Liste aus und beginnen mit lächerlich kleinen Schritten: Ein bewusster Atemzug pro Tag (Meditation). Ein 2-minütiger Spaziergang jeden Morgen im Tageslicht. Auf der Arbeit zwei Pausen pro Tag einbauen: Aufstehen und die Arme einmal nach vorne und einmal nach hinten kreisen. Das sind die Gewohnheiten, die Sie über die Zeit retten werden und sich folglich ausbauen lassen.

Achten Sie auf die Effekte, die sie bringen. Setzen Sie einzelne aus und spüren wieder den Unterschied. Probieren Sie etwas anderes aus, kombinieren Sie und etablieren Sie das, was bei Ihnen am meisten hilft, als feste Gewohnheit.

Für die meisten von uns genügt es bereits vollkommen und spürbar, nur die für sie effektivsten Teile des UAM-Protokolls zu nutzen. Welche eine Sache spricht Sie am meisten an, und können Sie noch heute ausprobieren?

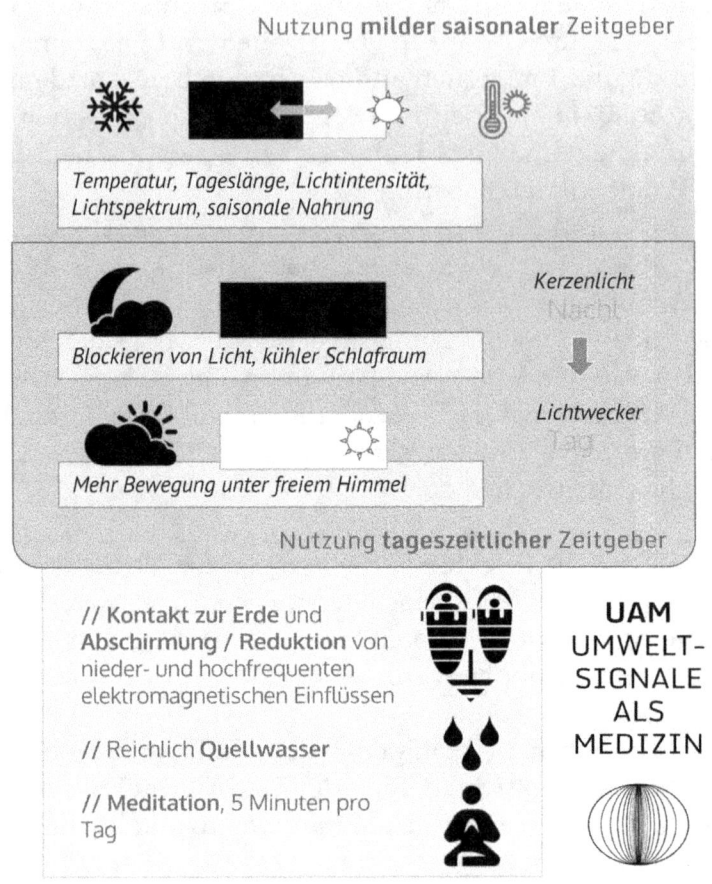

UAM in einem Satz: Ein näherer Kontakt zur Umgebung auf allen Ebenen.

Sie brauchen ab hier vorerst nicht mehr weiter zu lesen. Nur wenn Ihnen das nach 1-2 Monaten nicht ausreicht, macht es Sinn, die weiteren Protokolle in Angriff zu nehmen:

3.2 Stresszyklen als Medizin (SAM): Das Verstärken der Welle und das Nutzen von starken Zeitgebern

Wenn wir Stress als Training einsetzen, betreiben wir einen deutlich größeren Aufwand und bekommen dafür dann einen um etwa 25-30% stärkeren Effekt. Evolutionär bekannter Stress trumpft andere Zeitgeber, weshalb dieses Protokoll alle übrig bleibenden Möglichkeiten ausschöpft, die wir haben, um unsere *Chronobiologie* zu beeinflussen. Die wichtigsten *quantenphysikalischen* Effekte von Umweltsignalen haben wir bereits im UAM-Protokoll ausgenutzt.

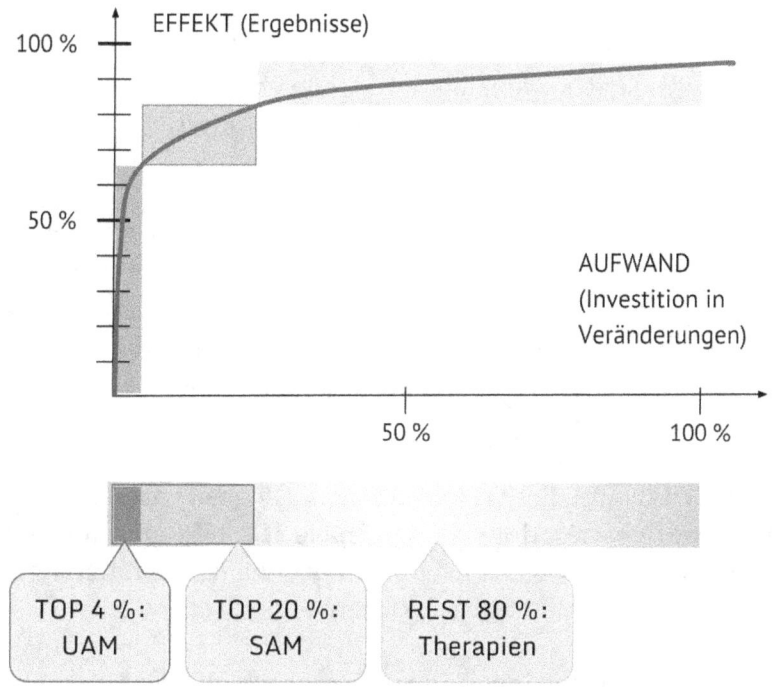

Zuordnung der Buch-Protokolle zum gesundheitlichen Effekt
Mit dem bereits beschriebenen Protokoll "Umwelt als Medizin" (UAM) werden Sie mit relativ geringem Aufwand einen sehr großen Effekt erzielen. Es ist ein allgemeines Protokoll, was einer breiten Masse an Menschen helfen kann.
Das nun folgende Protokoll "Stresszyklen als Medizin" (SAM) erfordert bereits deutlich mehr Aufwand, erfordert mehr Individualisierung und bringt dabei nur noch kleinere Ergebnisse.
Alle weiteren Therapie-Protokolle, wie das MS- (metabolisches System), IS- (Immunsystem) und SDH- (Schilddrüsenhormone)Protokoll zeigen von allen Interventionen den vergleichsweise kleinsten Effekt, gemessen am Aufwand. Deshalb habe ich diese aus Kompaktheitsgründen aus dem Buch genommen. Sie werden nur individuell eingesetzt.

Sie fragen sich vielleicht, ob Stress nicht gerade dann kontraproduktiv ist, wenn Sie eine chronische Erkrankung haben.

Bei akuten Erkrankungen wie einer Infektion oder Verletzung haben Sie Recht, da ist die Schonung sinnvoll. Bei chronischem Stress, auch wenn er bereits eine Krankheit produziert hat, ist es jedoch langfristig die falsche Strategie.

Denn es ist hier der eigene Körper, der die Stressreaktion macht, und dadurch auch die Krankheit produziert bzw. vorantreibt. In der aktuellen Umwelt hält er es scheinbar für eine sinnvolle Strategie. Nur durch eine stärkere Änderung der Umwelt wird sich Ihr Organismus von einem Strategie-Wechsel überzeugen lassen. Auf physiologischer Ebene kann hier alter Stress eine Therapie-Lösung sein, da er massiv auf Immunsystem und metaboles System einwirkt. Er reißt sie wieder aus der permanenten Energie-Beanspruchung und beendet deren aufgeflammte chronische Stressreaktion.

Altbekannte Stressfaktoren werden vom menschlichen Körper geradezu erwartet, und zwar nicht nur als Zeitgeber zur Steuerung der Energieverteilung. Für ihre Lösung stehen präzise eingespielte Stoffwechselwege zur Verfügung, deren Nutzung die neueren Körpersysteme zur vollen Entfaltung bringt. Sie lassen das, was uns als Menschen ausmacht, gedeihen.

Durch die Lösung dieses akuten Stress' (**Phase I**) passt sich der Körper in der Regenerationsphase (**Phase II + III**) auch noch an und wird in der Folge insgesamt resistenter – wahrscheinlich sogar auch gegenüber den neuen Stressfaktoren[154].

Im Zuge der Anpassung nimmt der menschliche Organismus einen erhöhten Fett- bzw. Energieverbrauch in Kauf, z.B. indem Kälte

---

[154] *Akute Effekte alter Stress:* Uehara et al. 1989, Ma und Morilak 2005 beide Tierversuche, kälte-adaptierte vs. kontroll-Tiere, in Ruhe keine Unterschiede, unter Stress verbesserte (stärkere) ACTH- und CRF-Antwort (HPA-Stress-Achse); der Effekt kann in diesem Fall (Kälte) auf eine verbesserte Rezeptor-Sensibilität im paraventrikulären Teil des Hypothalamus zurückgeführt werden. *Chronisch bzw. in Ruhe sinkt der ACTH-Spiegel:* Leppäluoto et al. 2008 CT bei Frauen, 12 Wochen, 3 x pro Woche 20 sek. @ 1 °C (Wasser) oder 2 min. @ -110 °C (Luft).

wärmeproduzierende Organe oder Krafttraining die Muskulatur dazu zwingt. Als Nebeneffekt des erhöhten Energieverbrauchs über die Ausschüttung von Schilddrüsenhormonen können in der Erholungsphase auch alle anderen Zellen profitieren und in ihrer Flut gedeihen.

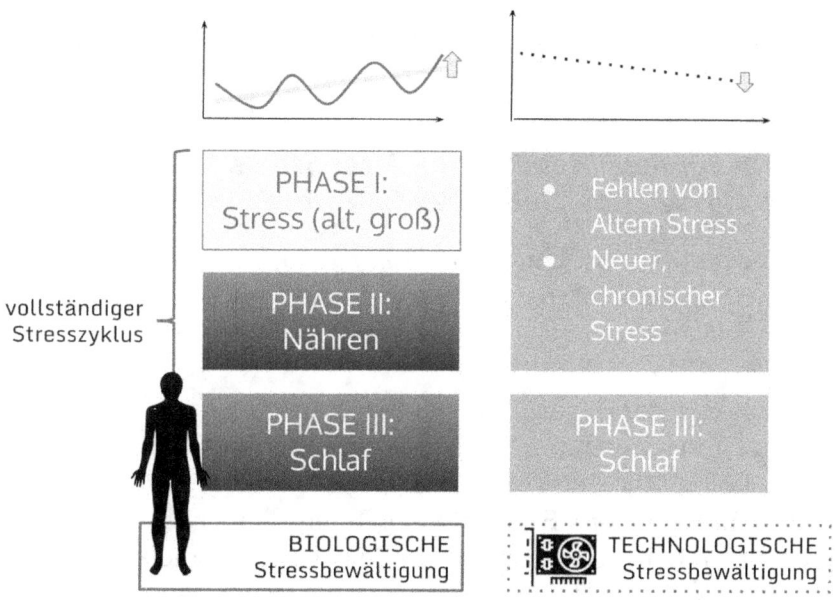

Die Phasen des vollständigen (links) und unvollständigen (rechts) Stresszyklus'
Wird zu viel Stress (Synonym: Probleme, Herausforderungen, Chancen etc.) mittels Technologien versucht zu losen, verschwimmen die Phasen I und II. Die Anpassung, das Wachstum, die "biologische" Entwicklung wird in der Folge verhindert.
Faustregel: Stellen Sie zuerst sicher, dass Sie eine ausreichend hohe Beladung mit (altem) Stress haben. Dann führen Sie Schritt für Schritt Technologien ein, die Ihre biologischen Fähigkeiten potenzieren (anstatt sie zur Degeneration zu bringen).

Sie sehen also, dass das Nutzen des nun in der Folge erläuterten Stresszyklus' ein stärkeres Medikament ist. Dafür fordert es eine deutlich größere Verhaltensveränderung und auch Schmerzen. Weiterhin bewegen wir uns aber auf dem Boden nebenwirkungsfreier Medikation. Zudem haben wir mit UAM und SAM kostenlose Medikamente, die zwar nicht in teuren, mehrjährigen Pharma-Studien getestet worden sind – doch deren Wirkung in 4 Milliarden Jahren Evolution von unserem Organismus optimiert wurde.

PHASE I des Stresszyklus': Alter Stress und die neue Stressreaktion („Fight and Flight")

Welche Stressfaktoren nutzen wir nun konkret als unsere Medizin? In den folgenden Abschnitten werden wir die wichtigsten, für Ihre Gesundheit einsetzbaren *starken* Umweltreize besprechen. Auch hier gilt wieder: Es bringt Ihnen weit mehr, wenn Sie sich jetzt nur einen Stressfaktor genau durchlesen, aber sich dann Gedanken über die Umsetzung machen, anstatt alle durchzulesen und keinen zu nutzen.

a) Homo Sapiens Movement – Alter Stress für das Bewegungssystem (Gehirn und Körper)

Tiere können sich im Unterschied zur Pflanze aktiv und bewusst bewegen. Sie können ihren Geist verkörpern und sich dazu entscheiden, einen Gedanken zu realisieren bzw. zu materialisieren.

Bewegung ist deshalb eine Intervention, die nicht nur auf körperlicher Ebene (Muskelbewegung) Wirkung entfaltet, sondern immer auch die psychologische/geistige Ebene (Gehirn) erreicht. Wenn Sie nach hoher Achtsamkeit und Bewusstsein in Ihren alltäglichen Handlungen streben, profitieren Sie deshalb von Bewegung am meisten.

Mittels Muskelkontraktion beruhigen Sie durch Ihren bewussten Willen Ihr Immunsystem[155]. Dieses gleitet in einen energiesparenderen, anti-entzündlichen Zustand[156]. Die Normalisierung der Energieverteilung gelingt noch besser, wenn Sie **draußen in der freien Natur, am besten barfuß,** bewegen[157].

Im Freien kann zudem das starke Vollspektrumlicht der Sonne inklusive UV- und IR-Wellen via („ungeschützter") Augen und Haut aufgenommen werden. Darüber werden Sie nicht nur von den Zeitge-

---

[155]   Pedersen und Febbraio 2008, mittels des Boten-Myokins Interleukin-6.
[156]   Grozovsky et al. 2009 Tierversuche und in-vitro Versuche mit humanen Myocyten, PPAR-gamma Agonisten erhöhen Deiodinase II-Aktivität in Muskelzelle (Umwandung T4 zu T3) und Insulinsensitivität | Pruimboom et al. 2015** Review „Physical Activity Protects the Human Brain against Metabolic Stress Induced by a Postprandial and Chronic Inflammation".
[157]   Li et al. 2008b CT n = 12, NK-Zellen-Aktivität im Wald aber nicht in Stadt erhöht, anti-kanzerogene Wirkung.

ber-, sondern auch von den bereits genannten quantenbiologischen Effekten profitieren[158].

KÖRPER-BETONTE BEWEGUNG

Welche Formen der Bewegung können Sie für sich nutzen? Wie bereits angedeutet ist damit nicht unbedingt anstrengende Tätigkeit bzw. sportliches Training gemeint. Bewegung beinhaltet alle denkbaren menschlichen Aktivitäten:

- Krabbeln, Kriechen, zur Seite rollen (auch ohne Hände)

- Etwas aufheben und tragen (Wasser, Nahrung, Kinder etc.), statt Auto und Kinderwagen zu benutzen

- Etwas werfen oder fangen

- Klettern, etwas ziehen, sich hochziehen; auf etwas einschlagen (Rotation: Baumfällen / Gerade: einen horizontal/quer liegenden Baumstamm entzweischlagen)

- Fingerarbeit: Sammeln von Beeren oder Holz, Essen zube-reiten, spülen per Hand, Werkzeug benutzen, Gartenarbeit, etwas bauen, trommeln, schreiben, malen, massieren etc. Im Boden graben

- Bewegungen des Gesichtes (Emotionen zeigen): Weinen, lachen etc., sprechen, singen, rappen – Theater spielen, Pantomime etc.

- Bewegungshobbies wie Angeln, Geo-Catching, Töpfern, Vogelkunde, einen Garten anlegen und pflegen, Mountainbiken, Wandern, Klet-tern, im See schwimmen, Inlineskaten, Yoga, Badminton, Zeichnen etc.

- Kräfte messen, kämpfen, raufen, fangen, mit Kindern spielen

---

[158]   Xu et al. 2014a** Tierversuche/isolierte Leberzellen, Licht (*hier: rot, 670 nm am effektivsten, im Sonnenlicht reichhaltig zu finden*), erhöht die mitochondriale ATP-Synthese (*hier: + 1.600 %*) wenn ausreichend Chlorophyll (grün) aufgenommen wird.

Überlegen Sie, wie Sie eine möglichst breite Palette an Bewegungsformen Schritt für Schritt regelmäßig in Ihr Leben integrieren können.

Beginnen Sie damit, dass Sie mehr gehen. Nutzen Sie Erledigungsgänge und Wege, die Sie ohnehin zurücklegen müssen (Einkaufen, Weg zur Arbeit etc.), um mehr Schritte im Alltag zu schaffen.

Weitere Möglichkeiten, um mehr Bewegung erforderlich zu machen:

- Das Auto verkaufen und zum Motorroller oder öffentlichen Verkehrsmitteln umsteigen, dort auch ab und zu versuchen ohne festzuhalten zu stehen. Weiter weg vom Ziel parken und den Rest des Weges gehen. Für den Urlaub oder andere Gegebenheiten ein Auto leihen.

- Von Öffis zu Fahrrad/Long-Board/City-Roller

- Von diesen zum Gehen

- Treppe statt Aufzug

- Einen Hund halten

- Im Haushalt Möbel reduzieren

Wenn Sie das motiviert, können Sie sich einen Schritt-Zähler kaufen und damit überprüfen, ob Sie täglich auf die empfohlenen 10.000+ Schritte (ca. 5-15 km) oder mehr kommen.

GEHIRN-BETONTE BEWEGUNG / KOGNITION

Alter Stress generell fördert bereits das Gedeihen unseres Gehirns und unsere kognitiven Fähigkeiten massiv (siehe Studien zu BDNF, Fußnote 143).

Das Großhirn (u.a. motorischer Cortex) ist zudem der Reizgeber für die Muskulatur, wird also ebenfalls durch einfache Bewegungen trainiert. Weiterhin ist es Aufgabe unseres Gehirns, eine Strategie zu finden, um einen Stressfaktor zu lösen. In Situationen, in welcher wir ein inneres Bedürfnis befriedigen können, eine Emotion zu erzeugen, die uns zu einer Handlung (Bewegung) motiviert.

Spezifische Gehirnaktivität meint nicht, dass Sie Sudoku oder Gehirnjogging machen. Es sei denn, Sie wollen im Sudoku oder Gehirnjogging besser werden. Es meint, kognitive Aufgaben zu erledigen, die Relevanz für Ihr Leben haben.

Fragen Sie sich, welche kognitiven Aufgaben Sie besser machen möchten. Welche Probleme, die Ihnen von der Umwelt gestellt werden, möchten Sie besser lösen können? In welchen Situationen möchten Sie besser agieren können?

Tätigkeiten wie Pläne für die Zukunft zu schmieden, lesen und sich alles detailliert vorstellen zu können, sind nützliche kognitive Fähigkeiten, die Sie hierfür üben könnten. Sich Situation x, y, z aussetzen. Leidenschaftlich zu diskutieren. Neue Wege auszuprobieren. Die Umgebung erkunden und sich ohne GPS orientieren. Neue Regionen kennenlernen, auch in der eigenen Stadt oder dem Landkreis. Eine neue Sprache lernen. Alle 2 Jahre umziehen. Jede Woche ein Buch lesen (das Wissen der Welt ist dort zu finden). An sich selbst arbeiten, Visionen und Träume zulassen und die Fähigkeit, sich etwas vor dem eigenen Geiste vorzustellen, in Zielen zu konkretisieren und umzusetzen. Sich Namen merken und an Träume erinnern. Üben, schnell und spontan, innerhalb von 7 Sekunden eine Entscheidung zu treffen, sobald eine Situation sie nötig gemacht hat. Aufgaben, die nur 2 Minuten oder kürzer dauern, sofort zu erledigen. Nicht für jede Kleinigkeit Computer-Software, Apps, Navi oder Taschenrechner benutzen, sondern selber denken und rechnen. Etwas zeichnen oder skizzieren. Sich zu etwas überwinden, obwohl Sie sich gerade nicht danach fühlen oder Angst davor haben. Eindrücken Worte verleihen. Gefühle kommunizieren. Einen Garten planen und anlegen, egal wo.

Auch musizieren – sei es mit der Stimme oder einem Musikinstrument – fördert unsere Gehirnaktivität enorm. Es gibt mittlerweile sehr gute Programme, um Musikinstrumente zu lernen (z.B. synthesia für Klavier oder GuitarPro für Gitarre), auch gibt es dazu viele kostenlose Videos auf youtube dazu. Oder Sie tanzen zu Musik, die Sie mögen.

Wenn Sie etwas geschafft oder gelernt haben: Nehmen Sie wieder etwas Neues in Angriff.

Zudem ist kognitive Aktivität so wie oben beschrieben ein Zeitgeber, der passend für diese Phase I ist[159], d.h. die circadiane Wellenform verstärkt.

Welche Rollen sollte Bewegung nun konkret in unserem Alltag spielen?

UNTERBRECHUNG VON BEWEGUNGSLOSIGKEIT I: ZWISCHENROUTINEN

Die Bedeutung von Bewegung als Mittel zur Unterbrechung von Bewegungslosigkeit, dem Sitzen, ist getrennt zu seiner Bedeutung als Trainingsvehikel zu betrachten. Sie sollten Ihre täglichen Zeitfenster der Bewegungslosigkeit so kurz wie möglich halten.

Zwischenroutinen sind in diesem Protokoll ein Werkzeug, mit sehr geringem Aufwand, aber dafür großem Effekt, mehr Bewegung in den Alltag zu integrieren und lange Phasen von Bewegungslosigkeit zu unterbrechen.

Wenn Sie eine sitzende Büroarbeit haben, ist ihre Implementierung in den Arbeitstag gesundheitlich sehr sinnvoll[160], wenn nicht sogar notwendig. Wenn Sie einer körperlichen Arbeit nachgehen, können Sie vielleicht entspannende Routinen zwischendurch einlegen, um Ihren Stresszyklus auszubalancieren.

Wie gehen wir dabei vor? Wir investieren alle 20-50 Minuten eine Pause von mindestens einer Minute, in der wir aktiv unsere Gesundheit verbessern und oft auch in der Folge produktiver werden.

Am besten führen Sie diese Zwischenroutinen draußen oder wenigstens am offenen Fenster aus. Pro Vormittag bzw. Nachmittag inves-

---

[159]   Gritton et al. 2013 Tierversuche, kognitive Aufgaben, die eine verlängerte Aufmerksamkeitsspanne benötigen, konnten den Biorhythmus der Versuchstiere stark verändern (hier: von nachtaktiv zu tagaktiv).
[160]   Dunstan et al. 2012 RCT, crossover, Messung Glucose- und Insulin-Integral | weitere Studien unter dem Suchbegriff „breaking up prolonged sitting..."

tieren Sie in etwa 3-4 solcher Routinen.

Jede Zwischenroutine beginnt damit, mental die Arbeit loszulassen („Zwischen-Meditation"). Vom Bewegungsteil her beginnen Sie damit, vom Stuhl aufzustehen, zu strecken und wieder hinzusetzen. Oder Sie bleiben auf dem Stuhl sitzen, strecken die Arme nach oben, und drücken abwechselnd Ferse und Fußspitze auf den Boden.

Sobald Sie eine Basis-Zwischenroutine etabliert haben, wählen Sie eine Übung aus einem vorher erarbeiteten Pool aus: Was sind körperliche Schwachstellen, die Sie aufarbeiten möchten oder welche neue Fähigkeit möchten Sie erlernen? Z.B. an der Klimmzugstange aushängen, einen Handstand oder saubere Liegestützen können etc. Pro Tag konzentrieren Sie sich auf **eine** Übung. Über die Wochentage können Sie die Übung wechseln oder später zwei Übungen pro Zwischenroutine machen.

Um die Gewohnheit generell besser zu etablieren, konditionieren Sie sich mit bestimmten Zeiten, Orten etc.: D.h. eine täglich auftretende Situation ist für Sie der Auslöser, die aktuelle Zwischenroutine durchzuführen: Z.B. immer vor dem Essen, wenn Sie an der Klimmzugstange, die Sie sich zuhause aufgehängt haben, vorbeigehen, wenn Sie an einer Treppe sind, bevor Sie soziale Medien nutzen oder jedes Mal wenn die kleine Wasserflasche am Schreibtisch leer ist, gehen Sie zum Wasserhahn und füllen sie auf. Natürlich können Sie auch Timer nutzen, der Sie an Ihre Zwischenroutinen erinnert.

- App für PC und Smartphone: https://pomotodo.com/ Webseiten: http://e.ggtimer.com/ oder https://tomato-timer.com/

- Auch die Dauer der Zyklen ist nicht in Stein gemeißelt. Neben den klassischen 25 Minuten sind „42 min. Arbeit-18 min. Pause" oder 50-15 min. andere Zeitrahmen, die genutzt werden können. Probieren Sie aus, was Ihnen zusagt.

Beachten Sie bitte bei der Auswahl Ihrer Zwischenroutinen: Beinbelastung, welche zur Rundung Ihrer unteren Wirbelsäule führt, müssen

Sie in Wiederholungsübungen wie tiefe Kniebeugen etc. vermeiden, da sonst eine minimale konstante Verschiebung der Bandscheibenkerne nach hinten bis hin zum Bandscheibenvorfall droht. Das Liegen auf dem Bauch ist eine Möglichkeit, um Ihre Bandscheibenkerne zu zentrieren, sprich der Nach-Hinten-Verschiebung der Kerne entgegenzuwirken.

Zwischenroutinen sind eine Bewegungsintervention, die Sie mit einem minimalen Aufwand gesünder und produktiver machen. Die negativen Begleiterscheinungen einer sitzenden Arbeit werden eingedämmt.

UNTERBRECHUNG VON BEWEGUNGSLOSIGKEIT II: ALTERNATIVEN ZUM SITZEN

Eine weitere Möglichkeit, die Phasen von Bewegungslosigkeit zu verringern, ist wenn Sie die sitzende Position regelmäßig mit anderen Positionen wechseln:

a) stehen am Stehpult/höhenverstellbaren Schreibtisch und einer weichen Unterlage unter den Füßen (Progression: Nutzung einer Gewichtsweste)

b) Füße hochlegen,

c) auf dem Bauch liegen,

d) hocken (tiefe Kniebeuge; das verbessert auch die Verdauungsgesundheit[161])

e) im Schneidersitz bzw. Lotussitz auf dem Stuhl oder Boden sitzen

f) oder sehr breitbeinig sitzen (Öffnen des Hüftgelenks)

g) auf dem Boden oder auf einem Physioball sitzen oder

h) auf einer weichen Unterlage knien

Ein schlichter, weniger bequemer Bürostuhl erleichtert es Ihnen zudem psychisch, die Variation aufrechtzuerhalten.

---

[161]   SAKAKIBARA et al. 2010 RCT, n = 6, großes Geschäft in unterschiedlichen Positionen; am besten immer auf der Toilette einen Hocker nutzen, um durch das Erhöhen der Fußposition den Hüftwinkel zu schließen.

Um es in aller Deutlichkeit zu sagen: Sie werden Ihre 8 sitzenden Stunden im Büro nicht mit dem abendlichen Crossfit-Workout ausgleichen können[162]. Bewegen Sie sich so viel wie möglich, egal ob Sie noch zusätzlich trainieren oder nicht.

DIE NOTWENDIGKEIT ZU BEWEGEN ERHÖHEN

Unsere Zivilisation ist aktuell darauf ausgerichtet, uns Bewegung zu ersparen.

Gleichzeitig erkennen wir jedoch, dass alltägliche Bewegung enorm wichtig für uns ist.

Die Lösung dieses Widerspruches ist es, einen Rückbau von Bequemlichkeit zu betreiben, die über das Ziel hinausschießt. Hinterfragen Sie Hilfs-Werkzeuge und Möbel in Ihrer Wohnung. Wenn wir alle Unterlagen eben nicht immer griffbereit haben, sondern dafür aufstehen müssen, oder den Kaffee morgens mit der Hand mahlen müssen weil keine Kaffeemaschine zur Verfügung steht, dann bewegen wir uns automatisch mehr. Für diese Bewegung ist dann keine besondere Motivation mehr notwendig.

Welche Bewegungshilfsmittel können Sie von Ihrem Leben etwas distanzieren?

EIN CHRONOBIOLOGISCH OPTIMIERTER TAGES-BEWEGUNGSABLAUF FÜR DEN MODERNEN MENSCHEN

a) *Morgens*: Morgenroutine, z.B. Qigong, Mobilität etc.

b) *Vormittags*: Fortbewegung, Bewegungsaktivitäten oder Zwischenroutinen, neue Bewegungsfertigkeiten lernen, kreative, produzierende Tätigkeiten – niedrige Bewegungs-Intensität

---

[162] Edwardson et al. 2012 Meta-Analyse von OS, höheres Risiko für metabolisches Syndrom | Yates et al. 2012 OS, n = 505, je länger tägliche Sitzenszeit (selbst-berichtet), desto höher Entzündungs-Biomarker (CRP, IL-6, Nüchtern-Insulin/-Glucose etc.) | Wilmot et al. 2012 OS, n_{gesamt} ~ 800.000 | Owen et al. 2010, Proper et al. 2011 alle Meta-Analysen und systematische Reviews.

c) *Nachmittags*: mehr mechanische, konsumierende Tätigkeiten, weniger Bewegung, aber statische Positionen vermeiden (wie stundenlanges Sitzen oder Stehen)

d) *Abends*: Bewegungstraining, intensivere Belastungen

Im Folgenden finden Sie ein Beispiel wie ein Büroarbeiter seinen Bewegungs-Tag gestalten könnte:

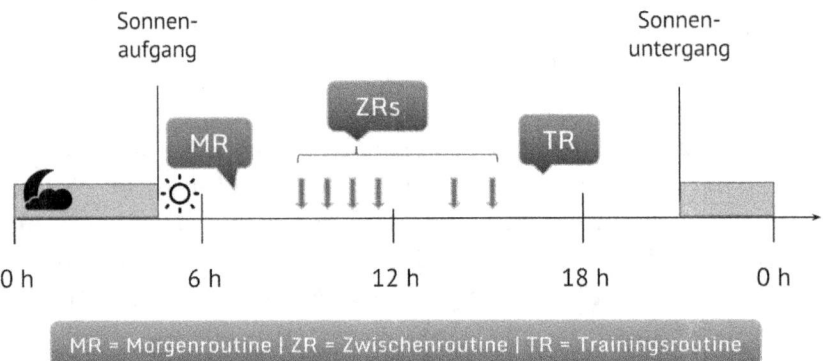

Bewegungsroutine Sommer, Büroarbeiter

Unser exemplarischer Büroarbeiter Martin gestaltet seinen Tag im Sommer wie folgt: Er steht um 6.30 Uhr auf, macht seine Morgenroutine, die die Atemübung (folgt im Unterkapitel zu "Hypoxie") inklusive einer kalten Dusche, einer kurzen Meditation und Mobilisierungsübungen enthält. Das Ganze dauert 20 min.

Dann fährt er um 7.30 Uhr mit der Straßenbahn zur Arbeit, steigt 2 Haltestellen vorher aus und geht den Rest. Um ca. 8.15 Uhr ist er auf der Arbeit. Hier schaltet Martin von einmal um 8.30 Uhr, und dann nachmittags noch zweimal für je 10 Minuten eine Infrarotlampe auf dem Schreibtisch an, die ihn bestrahlt.

Die Zwischenroutinen auf der Arbeit heute: An einer Stange im Hof aushängen und L-Sit im Bürostuhl. Dauert 2 min., etwa alle 45 min.

Mit der letzten Zwischenroutine absolviert Martin sein erstes Aufwärmen für seine Trainingsroutine - er geht alle 2-3 Tage in ein Fitnessstudio, welches einen Trainingsbereich unter freiem Himmel hat. Das Training dauert 60 min., sodass er heute um 18.30 Uhr nach Hause kommt. Einmal pro Woche geht er zum Fußballspielen.

Im Winter schraubt er sein Bewegungspensum etwas herunter, dafür hat er mehr Kältekontakt.

Für Büroarbeiterin Susanne schaut das ähnlich aus, doch ihre Bewegungs- und Trainingsformen sind weniger intensiv belastend wie die von Martin.

Je nach Trainingszustand, Vorlieben und Härte des sonstigen Trainings wird die Reihenfolge der Bewegungsbausteine verändert und/ oder das Volumen und die Intensität der Bewegungsbelastungen angepasst werden. Es ist mir klar, dass die wenigsten ein solches Pensum wie hier vorgeschlagen bewältigen werden. Es geht mir hier jedoch auch darum, aufzuzeigen, was für uns Menschen optimal wäre und wozu wir auch alle fähig sind.

Innerhalb der Bausteine sollten die Trainingsinhalte regelmäßig variiert werden: Neue (komplexe) Bewegungen zu lernen statt immer nur die altbekannte Trainings- und Tagesroutine abzuspulen (was auch wichtig ist, aber eben in der Balance), ist Medizin für unser Gehirn. Wenn wir etwas lernen, was wir eben noch nicht können oder vorher noch nie gemacht haben, profitiert unser Gehirn am meisten[163]. Überlegen Sie sich, wie Sie bekannte Bewegungen des Alltages und des Trainings immer wieder etwas variieren können. Damit werden Sie auch Neues schneller lernen können[164].

QUELLEN ZUM PRAKTISCHEN ERLERNEN MENSCHLICHER BEWEGUNGSMUSTER

Im Internet gibt es sehr viele Anregungen, neue Positionen und Bewegungen zu erlernen:

Kostenlose Quellen:

Für Anfänger:

a) MovNat, Erwin LeCorre (www.movnat.com/method; https://breakingmuscle.com/coaches/erwan-le-corre; siehe auch youtube und vimeo: https://vimeo.com/user38136875; englisch)

b) Mady Morrison (Yoga, youtube, herzerwärmender Kanal mit angeleiteten Videos zum 1:1 Nachmachen; deutsch)

c) Tamay Jentjens (Mobilität, youtube; deutsch)

---

[163] Kesslak et al. 1998, Markham und Greenough 2004 beide kontrollierte Tierversuche mit Wasser und Plattformen.
[164] Wymbs et al. 2016 CT, n = 86, geschickte, konstante Variation kann eine geringere Zahl an Übungsstunden wettmachen.

Für Fortgeschrittene:

a) Ido Portal (youtube, facebook und Blog; englisch). Zudem: antranik.org/the-floreio-project/, in Berlin auch Joseph Bartz

b) Steve Maxwell (youtube und maxwellsc.com; englisch)

c) Calisthenicmovement (youtube)

Kostenpflichtig: Kelly Starrett – Werde ein geschmeidiger Leopard (Buch, 2. Auflage, ~35 €); suchen Sie evtl. auch im Internet nach Kursen oder Studios für die Bewegungsformen, die Sie ausprobieren möchten.

Eine weitere Möglichkeit ist es, einmal Freunde und Bekannte zu deren Bewegungshobby/Sport zu begleiten.

BEWEGUNGSTRAINING

Bewegung und Bewegungstraining sind wie bereits angesprochen zu differenzieren. Bewegung macht bzw. hält Sie gesund. Training ist erst einmal ein Überbegriff für Tätigkeiten, die Sie leistungsfähiger machen sollen. Es zielt darauf ab, Ihre Kapazitäten zu erweitern, indem Sie sich dosiert an Ihre aktuellen Grenzen bringen. Damit können Sie den altersbedingten Verfall bremsen. Wer aufhört, gegen diesen Strom zu rudern, treibt zurück.

Achten Sie im Bereich Ihres Bewegungs-Trainings darauf, mittels der Auswahl der Übungen mindestens die folgenden Bewegungs- und Belastungsdimensionen einzubauen:

a) Mit dem Oberkörper einen Widerstand **wegdrücken**

b) Mit dem Oberkörper etwas **heranziehen**

c) Mit dem Oberkörper (ab einer bestimmten Belastung muss die Wirbelsäule relativ gerade bleiben!) **rotieren** bzw. einer **rotierenden Kraft widerstehen**; Bewegungen die das Kreuzen der Extremitäten beinhalten

d) Belastung der Beine: Etwas **aufheben** (**kreuzheben**), in die Kniebeuge gehen (**beugen**) und wieder aufstehen; **sprinten**

Ausdauer: lokal (Muskel**ermüdung**) und systemisch (Herz-Kreis-lauf-System: schweres Atmen-müssen, hohe Herzfrequenz)

2-3 x pro Woche seinen Körper und Geist mithilfe von ihm möglichen Bewegungen zu *trainieren*, ist ein guter Richtwert, um die tägliche Bewegung zu ergänzen.

Während *Bewegung* in der Regel sozial sein sollte, d.h. mit Freunden und Bekannten in der Gruppe, muss es *Bewegungstraining* nicht unbedingt sein. Ich selbst trainiere am liebsten alleine, um mehr Fokus aufrecht zu erhalten, doch das ist sicherlich Geschmackssache.

b) Hunger / Fasten

Ihr metaboles System sorgt dafür, dass Ihren Körpersystemen in der Zeit, in der Sie nicht essen, genügend Energie zur Verfügung gestellt wird, um Ihre Probleme zu lösen.

Der selbstgewählte Nahrungsverzicht in bestimmten Phasen eines Tages ist neben energieintensiven Aktivitäten wie Bewegung, Wärmeproduktion etc. der wichtigste Stressfaktor für unser evolutionär ältestes Körpersystem.

Sobald Sie Ihr metabolisches System zwingen, Energie von seinen umfangreichen Speichervorkommen zu mobilisieren und abzugeben, wird es leistungsfähiger werden. Der erste Schritt hierfür ist es, besonders im Winter, mit dem Snacken aufzuhören.

Der nächste Schritt ist es, im Nüchternzustand Energie zu verbrauchen, z.B. durch Bewegung.

Bevor Sie jetzt Angst bekommen: Normalerweise wird sich Ihr Körper sehr rasch umstellen. Nach rund 1-2 Wochen werden Ihre Leber und Ihr Fettgewebe in der Lage sein, die üblicherweise vom Frühstück unmittelbar bezogenen Nährstoffe selber in die Blutbahn abzugeben.

So könnten Sie Ihre Fastenfähigkeit verbessern:

DAS FASTEN-PROTOKOLL (INTERMITTIERENDES FASTEN IF) – PHASEN IM SYSTEMISCHEN HUNGERZUSTAND

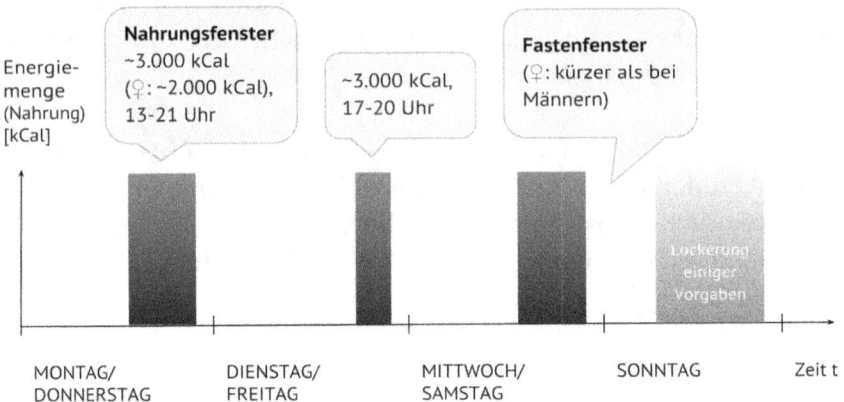

Protokoll für das Ernährungstiming (Beispiel Hochsommer, Mann)
Im Sommer ist das "Nahrungsfenster" generell länger, weil mehr Kohlenhydrate gegessen werden.
Wenn Sie Hunger als Stressfaktor einsetzen, sollten Sie einen Tag pro Woche (z.B. Sonntag) alle
diesbezüglichen Parameter (Fastendauer und Kalorienmenge) lockern. Andere Grundregeln der Ernährung
sollten Sie jedoch i.d.R. beibehalten, wie z.B. "never cheat with meat" oder "erst bewegen dann essen".
Achtung: Die Kalorienwerte sind nur ungefähr. Sie müssen individuell bestimmt werden.

Wichtig: Sie limitieren hier nur das Zeitfenster, in dem Sie essen, nicht aber die Nahrungsmenge insgesamt! Diese wird sogar eher erhöht, weil durch das Fasten die Phase I-Beladung (Stress) vergrößert wird. Um Ihre Kalorienwerte für die zugeführte Nahrung und den Bedarf auszurechen, können Sie mobile Apps nutzen:

FooDDB (iOS) bzw. *FDDB Extender (Android)* oder *MyFitnessPal* Übertreiben Sie es mit dem Tracken jedoch nicht.

Wenn Sie übergewichtig, aber nicht leptinresistent sind (bzw. ein funktionierendes AMPK aufweisen[165]), dann können Sie zum Zwecke der Fettmassenreduktion das Protokoll wie folgt modifizieren:

---

[165]   Leptin schaltet AMPK aus und mTOR an, aber nur wenn Leptinsensitivität herrscht. Das Fasten wird gesundheitlich sinnlos, wenn AMPK beim Refeed anbleibt: Ropelle et al. 2008 Tierversuche | Maya-Monteiro und Bozza 2008, Kahn et al. 2005 beide Review.

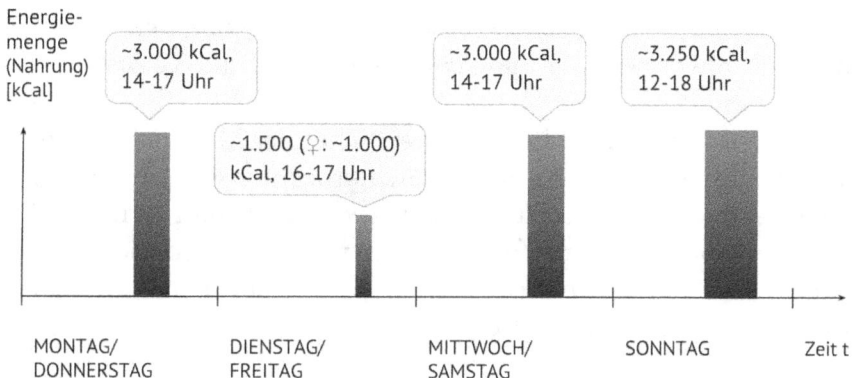

Protokoll zur Gewichtsreduktion (Ernährung), Beispiel Mann, Jahreszeit Winter(!)
An nicht-aufeinanderfolgenden Tagen und maximal 3 x pro Woche werden "Niedrig-Kalorien-Tage"
eingelegt. Hier essen sie genauso viel Protein und Gemüse wie sonst, reduzieren aber alles andere.
Sie können die Fastenfenster auch schrittweise vergrößern (und die Kalorien schrittweise verringern), bis
Sie bei den gewünschten Werten angekommen sind.
Bei Bestehen einer Leptinresistenz wird (außer Dienstag/Freitag, wenn es möglich ist) ein Frühstück kurz
nach Sonnenaufgang eingeschoben (dies ist Bestandteil des nicht im Buch enthaltenen Leptin-Protokolls).
Alle weiteren Regeln wie gehabt (saisonal, wenig Kohlenhydrate etc.), die wieder an einem Tag pro Woche
bis zu einer gewissen Grenze aufgelockert werden.

In diesem Plan wird eine „Kalorien-Zyklisierung" angewendet, d.h. es werden neben den Reduktionstagen spätestens alle 3 Tage „Normal- bzw. Hochkalorientage" eingelegt.

Dadurch wird verhindert, dass der Körper sich dadurch an die Nahrungslimitierung anpasst, indem er eine Absenkung seines Energieumsatzes (und damit auch der Stresskapazität) vornimmt. Stattdessen wird er ihn, in der hier verwendeten, kurzen Zeitspanne der Nahrungsrestriktion, sogar noch erhöhen[166]. Denken Sie dabei jedoch daran, dass Ihre sonstige Gestaltung der Phase I darüber entscheidet, wo Ihr Körper Gewebe abbaut und woran er tendenziell festhält (ob Fett, Muskeln etc.).

Folgen Sie dem Protokoll zunächst 4 Wochen lang und fotografieren und messen (vorher/nachher) Ihren Bauch- bzw. Hüftumfang, um Wirk-

---

[166] Zauner et al. 2000 n = 11 gesunde und schlanke Menschen, 84-h-Fasten mit zwischenzeitlichen Messungen | Mansell et al. 1990 CT n = 11, Norepinephrin-Infusion nach 48-h-Fasten | Bryner et al. 1999 RCT, n = 20 (davon 17 Frauen, ~38 Jahre), 800 kCal/Tag (liquid formula diet) für 12 Wochen mit paralleler Bewegungsintervention, Erhebung Ruheumsatz, Körpergewicht, fettfreie Masse.

samkeit und Fortschritt zu überprüfen. Dann machen Sie eine Woche Pause und beginnen bei Bedarf einen nächsten Zyklus, den Sie anhand Ihrer nun gewonnen Erfahrung besser individuell auf Sie zuschneiden.

Da Fasten alleine nicht die Energiespeicher der Muskelzellen leeren kann, benötigen Sie gelegentliche nüchterne intensive Bewegung, um auch diese selbst in den Hungerstoffwechsel zu befördern (*zellulärer Hungerzustand*). Beginnen Sie mit einem nüchternen Spaziergang und einem gefasteten Bewegungstraining pro Woche. Davon wird auch Ihr Gehirn noch einmal sehr profitieren[167].

Je mehr tierische Fette Sie essen, desto länger sollten generell Ihre Fastenfenster sein und desto mehr sollten Sie sich nüchtern bewegen/"stressen"[168]. Das hat besonders im Winter die Relevanz, dass Sie damit verhindern, dass Ihre Insulinsensitivität in einem problematischen Ausmaß abnimmt[169], sprich die Empfindlichkeit Ihrer Körperzell-Rezeptoren für Insulin abfällt.

WEITERE VORTEILE DES INTERMITTIERENDEN FASTENS

Das intermittierende Fasten hat eine Reihe von Vorteilen, die über den Hunger als Anpassungsreiz hinausgehen[170]: Dem Darm werden Ruhezeiten erlaubt, Blutvolumen kann, wenn Sie nicht ständig essen, am Morgen Gehirn und Muskulatur zufließen (bessere Konzentration) und der Körper recycelt alte oder entartete Körperzellen und Zellbestandteile aus[171]. Denn das wird erst als nötig erachtet, wenn der Nachschub von außen ausbleibt.

---

[167]   Sleiman et al. 2016 Tierversuche, 4 Wochen, Ketonkörper DBHB (hier via „prolonged exercise") stimuliert BDNF-Bildung.
[168]   Krízová E und Simek V 1996 Tierversuche, IF in standard vs high-fat, über IF wird Fettoxidation stark angeregt | Hatori et al. 2012 Tierversuche, IF vs. freie Einteilung der Mahlzeiten, bei gleichen Kalorienmengen, Schutz gegen Insulinresistenz, Übergewicht, Leberverfettung, Entzündungen; ein Wirkmechanismus dessen ist, dass AMPK (zellulärer Energiemangel) die metabolischen Nachteile von Palmitinsäure (gesättigte Fettsäure) kompensieren kann: Salvadó et al. 2013 Tier- und Menschenzellversuche.
[169]   Baumeier et al. 2015 Tierversuche; entweder durch IF oder Kalorienrestriktion konnte (hier) verhindert werden, dass sich Diacylglycerol-Spezies an peripheren Zellen und Leber ansammeln und das Insulinsignal blockieren | Oh et al. 2013 Tierversuche, high fat diet führt auch zur zentralen Insulinresistenz (Hyperphagie).
[170]   Pfeiffer, Andreas F H und Klein 2014 Review in der deutschen Ärztezeitung (deutsch).
[171]   Die Autophagie wird durch Hunger angeregt: Bennett et al. 2000 Zellversuche | Chen et al. 2011 Tierversuche | Menconi et al. 2007 Review | Alirezaei et al. 2010 Versuche an nahrungs-restriktierten Mäusen, Nachweis von Markern, die Hochregulation neuronaler Autophagie belegen (Abbau Tau-Proteine, die auch Alzheimer-Symptome verursachen), Herunterregulation mTOR.

Dass das Frühstück so wichtig sein soll, weil es uns Energie für den Tag gibt, ist ein Mythos, hinter dem – auch wenn ich nicht immer Fan von solchen Erklärungen bin – die Frühstücksindustrie steckt, sprich Kellog's, Nestlé und Co. Denn die klassischen, uns als gesund verkaufte Frühstücksprodukte haben die höchsten Gewinnspannen.

Ein 75 kg schwerer Mann (12 % Körperfett) hat über 110.000 kCal Fettmasse gespeichert, einen Pool freier Aminosäuren von etwa 280 kCal und Blut- und Leberglucose von grob 410 kCal zur Verfügung. Eine mittelgroße Mahlzeit gibt Ihnen dagegen nur etwa 1.500 kCal. Mit dem Bisschen an Energie, was durch ein Frühstück hereinkommt, verschenken Sie den gesundheitlichen Nutzen eines Fastenfensters. Das Fasten fällt den meisten nach einer kleinen Gewöhnung ohnehin am leichtesten, wenn sie die nächtliche Essenspause gleich als Start nutzen.

Oft haben wir nur *verlernt*, auf körpereigene Reserven zurückzugreifen. Es ist dennoch eine genetisch fest einprogrammierte Fähigkeit, die wir rasch wieder aktivieren können.

Neben dem periodischen Verzicht auf Nahrung kann auch „**intermittierendes Wasserfasten**" bzw. „**bulk drinking**" einen gesundheitlichen Vorteil bringen[172]. Der Hintergrund dessen ist weit weniger von Daten gestützt. Doch wenn Sie es nutzen möchten, können Sie ein bis mehrere Male pro Woche über mehr als 12 Stunden auf Wasser verzichten und anschließend große Mengen trinken (mit zeitlichem Abstand zu den Mahlzeiten). Sie brechen dann z.B. morgens direkt auf, um 3-4 Stunden im Berg zu wandern und trinken erst, wenn Sie zu einer lokalen Wasserstelle kommen. Die totale Wassermenge über 24 h wird *nicht* reduziert. Das intermittierende Wasserfasten sollten Sie primär im Winter nutzen[173], im Sommer lassen Sie zu, dass Sie mehr schwitzen. Bei einer Hyperaktivitätserkrankung ist es eine begründete Therapieoption[174].

---

[172]   Pruimboom und Reheis 2016 Review in „Medical Hypotheses".
[173]   Olszewski et al. 2010a Tierversuche mit verschiedenen Knockout-Populationen. Dehydration erhöht Oxytocin, ein „Winter-Hormon", welches u.a. das Verlangen nach Kohlenhydrate reduziert.
[174]   Thornton 2010 Review; die medikamentöse Therapie von Hyperaktivitätserkrankungen kann begründetermaßen die Nutzung von Renin-Angiotensin II-Inhibitoren beinhalten.

c) Hypoxie: Intermittierende Apnoe, tiefe Atmung und Mindsetting

Der nächste Stressfaktor für die Phase I im Stresszyklus ist der Luft- bzw. Sauerstoffmangel.

In der Natur nehmen der Luftdruck und damit auch der Sauerstoff-Partialdruck in der Luft (pO_2, normalerweise etwa 21 kPa) dann ab, wenn wir uns vom Meeresniveau in die Höhe, z.B. auf ein Gebirge begeben. Er halbiert sich etwa alle 5.000 m. Ein Mangel an Sauerstoff wird auch Hypoxie genannt (griechisch *hypo* für „unter" und *oxygenium* für „Sauerstoff"). Mit dem Aufstieg in die Höhe und der Ausdünnung der Atmosphäre erhöht sich auch die Intensität der auftreffenden UV-Strahlung. Besonders die uns oft fehlende UV-B-Strahlung wird übrigens massiv von Schnee reflektiert.

Bereits sehr kurzer Hypoxie-Stress stößt im menschlichen Organismus eine Reihe von Anpassungen an. Auf metabolischer Ebene findet eine Verschiebung von Fett- zu mehr Kohlenhydratverbrennung statt, sodass die ATP-Ausbeute pro Liter Sauerstoff ansteigt. Die Anwendung von Hypoxie verbessert also mittelfristig die Insulinsensitivität[175], damit die Zellen mehr Kohlenhydrate aufnehmen und weniger Fett verbrennen müssen. Ein einziger Durchlauf der unten aufgeführten Atemübung macht Ihre Zellen wahrscheinlich für Stunden insulinsensitiver[176] (*Vorteile weiter unten beschrieben*). Ein einziger Höhenaufenthalt verändert das Blutbild bereits monatelang[177].

Anders ausgedrückt puffert Sauerstoffmangel Winter-Zeitgebersignale ab, da Höhenkälte und Winterkälte zwei unterschiedliche Sachverhalte sind, die von einem Lebewesen auch differenziert werden müssen.

Weiterhin scheint ein 2-3-stündiger Hypoxie-Aufenthalt Jet-Lag (wenn die Uhrzeit nach vorne gestellt wird) stark abzumildern[178].

---

[175] Chiu et al. 2004 Tierversuche | Duennwald et al. 2013 CT, n = 14 mit Typ-II-Diabetes (5 x 6 min. @ 13 % O_2 mit jeweils 6 min. Pause) | Lecoultre et al. 2013 CT, n = 8, 10 Nächte @ 15 % O_2 (~2.400 m Höhe).
[176] Mackenzie et al. 2011 RCT, n = 8, Bewegung in Hypoxie @ 15 % O_2.
[177] Lovett 2016 Science-Magazin (sciencemag) Artikel, Veränderungen Hämoglobin-Physik (Bindungseigenschaften mit O_2).
[178] Adamovich et al. 2016 Tier- und Zellversuche; hier 2 h @ 14 % O_2.

Auf der anderen Seite wirkt *chronische* Hypoxie (Daueraufenthalt in der Höhe) auch Sommer-Zeitgebern entgegen. Sie reguliert beispielsweise die Muskelmasse tendenziell herunter[179], vermutlich um den Sauerstoffverbrauch zu reduzieren. Gleichzeitig verhindert sie jedoch auch die Umwandlung von schnell- zu den eher kleineren, langsamzuckenden Muskelfasern[180]. Daneben steigert sie die entzündliche Aktivität des Immunsystems[181].

Wie kommen diese Widersprüche zustande? Mit dem Aufsteigen in die Höhe ist es in der Natur trotz Kälte (Winter) möglich, dass zumindest tagsüber ein Zugang zu pflanzlicher, kohlenhydrathaltiger Nahrung (Sommer) besteht[182]. Dieses biologische Paradoxon existiert in der Natur sonst nicht. **Hypoxie entkoppelt** die Verflechtung der Zeitgeber „low-carb" (wenig Kohlenhydrate), Kälte und wenig Licht, u.a. über den erwähnten Schalter im Insulinstoffwechsel.

Das hat alles für uns moderne Menschen die Bedeutung, dass – wenn wir Kälte und Hypoxie in unserem Leben nutzen – die sonst mittels elektrischen Lichtes erreichten längeren Tage und mittels Lagerhaltung verfügbaren Kohlenhydrate im Winter, einen weniger negativen Effekt auf unsere Gesundheit zeigen. Wichtig ist dabei jedoch auch, die UV-Lichtmenge anzupassen (im Winter gilt in der Regel: je mehr der natürlichen UV-Vorkommen Sie nutzen, desto besser).

Insulinsensitivität einer Zelle heißt, dass sie vom Hypothalamus Energie zugeteilt bekommt und die Erlaubnis zum Wachstum erhält. Das ist zentral für die Gesundheit der Zelle selbst, sekundär jedoch auch für den gesamten Organismus. Alle Maßnahmen in diesem

---

[179] Chaudhary et al. 2012 Tierversuche, simulierte Höhe von 7.600 m (hypobare Hypoxie), Hochregulation Ubiquitin-Proteasome Signalwege | in Humanexperimenten wird jedoch durch Höhenaufenthalt (nach 7-9 d) neben dem erhöhten Abbau auch eine Hochregulation der *myofibrillären* Proteinsyntheserate gemessen (während *sarkoplasmatische* Rate unverändert bleibt): Holm et al. 2010 RCT, n = 9; außer der erhöhten Insulinwerte wurden sonst keine Veränderungen im hormonellen Milieu beobachtet.
[180] Ishihara et al. 1995 Tierversuche, Soleus Muskel; Grund: langsam-zuckende Fasern sind mehr auf die aerobe Energiebereitstellung angewiesen; es gibt jedoch auch Studien, die keinen transformierenden Effekt dokumentierten; OS bei highlandern wie Quechuas zeigt einen erhöhten Typ I-Fasergehalt: Hoppeler und Vogt 2001 Review.
[181] Hartmann et al. 2000 CT, 3 Tage @ >3.400 m (hypobare Hypoxie) jeweils über Nacht.
[182] Rademaker et al. 2014 Archäologische Funde, Völker besiedelten die peruanischen Anden (Pucuncho Becken, >4.000 m ü. NHN.) vor mindestens 11.500 Jahren, um überbevölkerten Flachländern auszuweichen.

Buch berücksichtigen das bereits. Deshalb habe ich aus Kompakt-heitsgründen alle weiteren Details zum Insulinstoffwechsel aus dem Buch genommen.

Wie sieht die praktische Anwendung von Hypoxie als Umweltsignal nun aus? Hypoxie-Stress ist genauso wie Hunger sowohl zellulär als auch systemisch möglich. Das heißt, einerseits kann eine Zelle Sauerstoffmangel erfahren, z.B. wenn sie gerade mehr verbraucht als ihr über das Blut geliefert wird. Andererseits erfährt auch der Körper („das Gesamt-System") Hypoxie z.B. dann, wenn die Einatemluft bereits einen verringerten pO_2 hat.

Intensive Bewegung erzeugt im belasteten Gewebe ziemlich sicher einen lokalen Sauerstoffabfall (**zelluläre Hypoxie**). Integrieren Sie solche Momente in Ihre Routinen und Sie brauchen sich dann darüber keine weiteren Gedanken machen. Fortgeschrittene können gelegent-lich Okklusion (blood flow restriction) anwenden, bei welcher der venöse Blutfluss durch dosiertes Abbinden der Extremitäten während niedrig-intensiver Bewegung reduziert wird.

Eine **systemische Hypoxie**, d.h. eine solche, die den gesamten Kör-per erfasst, erreichen Sie durch Luftanhalten, durch den Aufenthalt in der Höhe, einen Blutverlust (z.B. beim gelegentlichen Blutspen-den) und/oder eine körperliche Belastung. Letztere muss durch die Fähigkeit, Sauerstoff einzuatmen und im Körper zu verteilen, begrenzt werden, was z.B. bei intensivem Ausdauertraining der Fall ist. Steigernd wirkt auch hier die Okklusion, das Abbinden der Extremitäten. Die Erhöhung des Einatemwiderstandes durch Ver-wendung einer Atemmaske beim Bewegungstraining ist ebenfalls eine Möglichkeit[183], um systemisch von Hypoxie-Signalen in den Zellen zu profitieren.

---

[183] Einer der Pioniere dieser Methode ist wahrscheinlich Sascha Fast von ME Improved; die Maske ist ganz normales Bauarbeiter-Zubehör zur Filterung von Feinstaub.

PROTOKOLL SYSTEMISCHE INTERMITTIERENDE (AKUTE) HYPOXIE

Die folgende Atemübung ist nach Wim Hof, einem niederländischen Kältekünstler, adaptiert und zielt darauf ab, eine systemische Hypoxie herzustellen. Ihr Vorteil ist, dass sie keine wirkliche körperliche Anstrengung abfordert.

Bitte führen Sie diese Übungen an Land (nicht im Wasser) und auch nicht alleine durch:

a) Setzen Sie sich bequem hin oder führen Sie diese Übung im Stehen durch.

b) Fixieren Sie einen Punkt schräg über/vor Ihnen. Lassen Sie diesen Punkt in der folgenden Sequenz nicht mehr los. Alternativ können Sie auch die Augen schließen.

c) **Schritt 1 – Power Breathing**: Hyperventilieren Sie etwa 30 Atemzüge. Das heißt Sie atmen mit hoher Frequenz, und mehr ein (durch die Nase, Bauch aufblähen) als aus (durch den Mund, Bauch einziehen lassen). Dadurch erzeugen Sie eine respiratorische Alkalose, eine „Blutentsäuerung", die Sie an einem Kribbeln und einer leichten Benommenheit spüren.

d) **Schritt 2 – Den Atem halten**: Atmen Sie anschließend einmal tief aus und halten dann den Atem so lange wie möglich an. Hier versuchen Sie sich über die Zeit zu steigern, sprich eine Progression vorzunehmen. Schlucken Sie, das aktiviert den Parasympathikus und ziehen Sie das Kinn etwas an, damit keine Luft hereinkommt. Das Ziel sollten mittelfristig 2 Minuten aufwärts sein.

e) **Schritt 3 – Tief einatmen**: Nun atmen Sie wieder dreimal tief ein und aus und halten dann nach der letzten Einatmung den Atem etwa 10-15 Sekunden. Fühlen Sie, wie sich die Brust weitet und sich der Solarplexus lockert. Sie können zum Ende alle Muskeln in Ihrem Körper anspannen. Atmen Sie aus, ruhig sehr laut (bis zum erleichterten Schrei).

f) Den Zyklus ab c) können Sie nach ein paar Tagen Gewöhnung 2-3 x durchführen. Anschließend gehen Sie weiter:

g) **Schritt 4 – Meditation** (im Sitzen): Entspannen Sie sich, spüren Sie 3-5 Minuten nach: Ihren Atem, Ihre Gedanken wie sie
aufkommen und wieder gehen und Ihren Körper.

h) **Schritt 5 – Kalte Dusche** (optional): Eine kalte Dusche danach
ist sehr vorteilhaft. Dadurch können Sie auch Zeit in Ihrem
„Stress-Training" sparen, z.B. wenn Sie die letzten Atemdurch-
gänge unter der Dusche durchführen. Genauso ist es möglich,
nachdem Sie sich daran gewöhnt haben, diese systemische
Hypoxie mit einer Muskelermüdung zu kombinieren, z.B.
indem Sie die Atemzyklen im Pferdestand (breite Kniebeuge
halten) absolvieren. Dies ergibt insofern Sinn, denn kurze
Hypoxie-Anwendung verstärkt die Effekte von Krafttraining[184].

Wann am Tag können Sie diese Sequenz einsetzen?

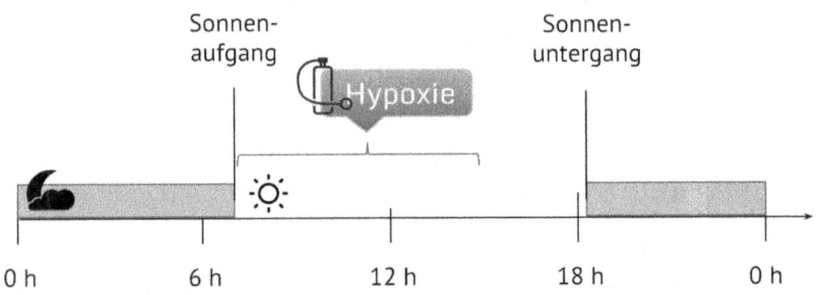

Timing der Hypoxie-Reize im Tagesverlauf, empfohlenes Zeitfenster, Beispiel Winter
Die Morgenroutine ist zum Beispiel eine gute Gelegenheit für das Setzen des Hypoxie-Reizes.

Die obig beschriebene Hypoxie-Übung hat auf einer sehr breiten
Palette an Parametern positive Auswirkungen[185] und ist bezüglich des
Effektes eine der zeiteffektivsten und am einfachsten durchführbaren
Phase I-Interventionen, die es gibt.

---

[184]   Kurobe et al. 2015 RCT, n = 13 | Kon et al. 2010 CT. Achtung, hier geht es um akute
intermittierende Hypoxie; chronische Hypoxie (Höhenaufenthalt, Lungenerkrankung etc.)
wirkt katabol, verringert den Appetit etc.
[185]   Verges et al. 2015 Review „Hypoxic Conditioning as a New Therapeutic Modality"
| Naryzhnaya et al. 2015 Tierversuche, 6 x 10 min. @ 8 % O_2 führte zu stark verbesserter
Stresstoleranz (präventiver Effekt gegen Magengeschwüre).

d) Kälte – Der therapeutische Kontakt mit Kälte

Auch der regelmäßige, vorübergehende Kältekontakt entspannt langfristig alte Stress-Systeme: Entzündungsgeschehen werden gedämpft[186] und das metabole System gibt nach und nach einen Teil seiner Fettzellen auf[187]. Dies alles kommt den evolutionär neueren Organfunktionen zugute, deren Ausprägung gefördert wird:

- **Effekte auf das Bewegungssystem**: Generell können durch ein Kältetraining simultan des Kraft- als auch des Ausdauertrainings ähnliche Effekte auftreten[188]:

  a) **Gehirn**: Stimulierend für die Entwicklung neuerer Gehirnteile[189] (Kurzzeitgedächtnis, komplexes Denken etc.).

  b) **Muskulatur**: Widersprüchliche Daten ob muskelaufbauend[190] oder muskelaufbau-hemmend oder gar muskelabbauend[191]. Letzteres tritt wahrscheinlich bei fortgeschrittenen Athleten ein.

  c) **Zelluläre Ausdauerleistungsfähigkeit und Fähigkeit zur Verbrennung von Fett:** Stimulation des „Master-Regulators" des Ausdauer-Trainings, PGC-1α[192], welcher die Bildung von Mitochondrien fördert.

Zur **Gewichtsreduktion** ist der Kältekontakt gegenüber dem ausschließlichen Ausdauertraining deutlich besser geeignet, da er lang-

---

[186] Ziemann et al. 2013 n = 14, BMI >30 kg m^{-2}, 10 Sitzungen á 3min. in Kältekammer (-110 °C), Abnahme pro-inflammatorischer Cytokine inkl. IL-6, stärker bei den weniger fitten Probanden; Erhöhung IL-10 (anti-entzündlich) und Visfatin.
[187] Sadick et al. 2014 Review zu non-invasiven Cryolipolyse-Experimente an Tieren und Menschen; Fettzellen reagieren deutlich stärker apoptotisch (mit porgrammierten Zelltod) auf Kältereize als andere Zell-Typen; Reduktion subkutanes Fett um bis zu 25 % nach einer Behandlung bei 86 % der Behandelten.
[188] Huh et al. 2014 Humanzellversuche, verantwortlich hierfür ist das Myokin Irisin, der Sachverhalt ist wahrscheinlich eher relevant für Trainingsbeginner.
[189] An et al. 2015 Erhöhung BDNF nach Kälteexposition im Tiermodell via Paraventrikularer Kerne des Hypothalamus (PVH)-Neuronen – BDNF senkt Kalorienaufnahme und erhöht wiederum spontane physische Aktivität | Srámek et al. 2000 CT, Steigerung Plasma Dopamin-Level um 250 % (1 h @ 14 °C Wasser).
[190] Huh et al. 2014 Humanzellversuche, Kälte stimuliert über Irisin mediiert IGF-1, PGC-1α4 und inhibiert Myostatin, alles muskelaufbauend.
[191] Roberts et al. 2015 RCT, n = 21/9, 12 Wochen Krafttraining, Kälte vs. active recovery post-workout, Typ II-Hypertrophie +17 % AR vs. Kälte | Yamane et al. 2015 ähnliche Studie.
[192] Huh et al. 2014 Humanzellversuche, Stimulation PGC-1alpha in Muskelzellen, welches wiederum für mitochondriale Biogenese sorgt | Little et al. 2013 Versuche mit Zebrafischen in 18 oder 28 °C für 3 Wochen, weitere Unterteilung in normal thyroid und 3 hypothyroid-manipulierte Gruppen (+ T3-/T2- oder 0-Gabe).

fristig die Fettverbrennung *erhöht*, anstatt sie *effizienter* zu machen. Effizienz heißt hier, dass bei gleicher Belastung pro Zeit weniger Fett verbrannt wird[193]. Kälte führt zur massiven Anhebung der aktiven Schilddrüsenhormone[194] und kann bis fast in die Verdopplung Ihres täglichen Energieumsatzes münden(!)[195]. Chronisches, intensives Ausdauertraining läuft hingegen oft darauf hinaus, dass aktive SDH[196] und der Energieverbrauch in Ruhe absinken[197]. Zudem *könnte* es sogar das Kältetraining hinsichtlich der Fettreduktion unterwandern[198].

- Effekte auf den **Schilddrüsen-Stoffwechsel** („Zukunftsinvestitionen", Wachstum und Reproduktion): Starke Steigerung.

- Effekte auf das **Schmerzempfinden:** Kälte wirkt Schmerz-dämpfend[199]. Dadurch schützt sich der Körper davor, dass der Kälteschmerz den Nahrungserwerb behindert.

- Effekte auf die **Langlebigkeit:** Obwohl regelmäßiger Kältekontakt den Energieumsatz akut aber auch langfristig stark erhöht, wirkt es lebensverlängernd[200].

---

[193]   Jones et al. 1980 CT, n = 5 | Romijn et al. 1993 CT, n = 5, Testung an Intensitäten von 25, 65 und 85 % der maximalen Sauerstoffaufnahme (VO$_{2max}$, Wert für Intensität) | Romijn et al. 1995 CT | Martin 1996 Review „Effects of acute and chronic exercise on fat metabolism".

[194]   Saljukov et al. 1992 Saisonal stark variierende SD-Hormon-Level bei kältadaptierten Khanty-Populationen (Indigene nordpolarer Regionen) | Observation d'accord zu anderen Beobachtungen | Zhang und Wang 2007 Versuche mit Wühlmäusen, 5 vs. 23 °C, laktierend oder nicht; UCP-1-Erhöhung in Wärme positiv korrelierend zu Leptin-Level, jedoch in Kälte unabhängig von Leptin; rT3 in Kälte stark abgesenkt.

[195]   Raichlen et al. 2010 Review, der Körper von Säugetieren nutzt unter Kälte Muskelmasse zum Einbau von entkoppelnden Proteinen | Bereits mildes Kältetraining erhöht den Energieumsatz über den Tag um 6-14 % (ca. 120-350 kCal/d extra): van Marken Lichtenbelt, Wouter D. et al. 2009 CT n = 24, Interventionsgruppe: 2 h á 16 °C, Kontrollgruppe: 2 h á 22 °C | Das Anlegen einer konstant 18 °C kühlen Kälteweste für 160 Minuten (2h 40min) erhöht den gesamten Tages-Ruhe-Energieumsatz um satte 80 %: Ouellet et al. 2012 CT n = 6, es wurde mindestens eine Hautkühlung von 2,5 °C erreicht.

[196]   Boyden et al. 1984 n = 17 junge Frauen | Rone et al. 1992: Erhebung der T3-Werte bei ausdauertrainierten im Vergleich zu Kontroll-Probanden | Srámek et al. 2000 CT, 1 h in Wasser @ 14 °C erhöht metabolische Rate um 350 %.

[197]   Ostman et al. 1981 Review | Tremblay et al. 1997 Zwillingsstudie, Ausdauertraining senkte nach 93 Tagen Grundumsatz gegenüber Kontrolle um 8 %, obwohl keine Muskelmasse abgebaut wurde | Nedvidkova et al. 2004 Messungen an Hypo- und Hyperthyreose erkrankten Personen und Kontrollsubjekten | Hohtari et al. 1987 Blutwert-Messungen bei n = 18 skandinavischen Ausdauersportlerinnen und n = 13 Joggern, beide Gruppen mit jeweils 11 bzw. 12 Kontrollen.

[198]   de Queiroz, Karina Barbosa et al. 2012 Tierversuche, 8 Wochen Ausdauer-Training in Kombination mit kohlenhydratreicher Ernährung, Blockade entkoppelnder Proteine.

[199]   Garibyan et al. 2015 CT, n = 11, non-invasive Cryolypolyse-Behandlung, 56 Tage, u.a. Haut-Biopsien (Messung epidermaler Nervenfaser-Dichte).

[200]   Valenzano et al. 2006 Versuche mit Fischen; Interventionsgruppe: Absenkung der Wassertemperatur von 25 auf 22 °C | Holloszy und Smith 1986 Tierversuche | Keil et al. 2015* Review.

Kältekontakt könnte neben Infrarotlicht und Hypoxie einer der fehlenden Verknüpfungen sein, warum niedrige Vitamin-D-Spiegel zum Problem werden[201] oder überhaupt erst auftreten[202], warum ketogene („low carb"-)Ernährungsweisen fehlschlagen oder wir im Winter zu viel Appetit haben und Gewichtsprobleme bekommen.

DAS KÄLTE-PROTOKOLL

Wie können wir konkret Kälteimpulse nutzen, um von den davon angestoßenen biologischen Anpassungen zu profitieren?

Kältetraining ist nichts anderes als eine Kühlung der Körperaußenseiten, d.h. Haut oder auch Darmschleimhaut, auf kleiner/gleich 10 °C. Eine Kühlung des Körperinneren ist dagegen nicht notwendig. Besser formuliert sollte dies vermieden werden!

Die Atemsequenz aus dem Hypoxie-Kapitel, die Sie vor oder während dem Kältekontakt durchführen, kann ihnen diesen, genauso wie Meditation, erheblich erleichtern. Achten Sie generell darauf, in der Kälte einer Meditation ähnlich, tiefer und ruhiger zu atmen und zittern zu vermeiden. Wenn Ihnen das nicht gelingt, müssen Sie die Temperatur erhöhen.

Mit diesen Informationen können Sie bereits mit dem Training beginnen. Halten Sie die Trainingsprinzipien ein (siehe letzter Abschnitt dieses Unterkapitels zur Phase I) und nutzen Sie sehr kalte Getränke, kaltes Duschen oder Baden, morgens (Fortgeschrittene) oder abends (Anfänger). Wenn es möglich ist, dann schwimmen Sie morgens in einem See oder gar im Meer. Das ist die Königsklasse.

---

[201]   Z.B. kann Kältekontakt Autophagie induzieren, welche im Sommer durch einen hohen Vitamin-D-Spiegel angeregt wird oder die Vitamin-D-Rezeptorsensitivität verbessern, was dann u.a. wieder die Immunsituation im Winter verbessert etc.; Frost 2012 Review.
[202]   Rock et al. 2012 OS im Rahmen eines 2-jährigen weight-loss-Programms, n = 383, Vitamin D-Level stieg an. *Mögliche* Begründung: Vitamin D wird bei Gewichtsverlust (der natürlicherweise im Winter und Frühling auftritt), aus den Fettzellen freigegeben.

e) Hitze

Hitze auszuhalten ist nicht nur ein alter, sondern auch einer der stärksten existierenden Stressfaktoren überhaupt[203]. Körperliche Hitze entsteht entweder durch die Einwirkung von Sonnenlicht, physikalische Aktivität oder beidem. Sie führt dazu, dass unsere Blutgefäße weit werden (der Blutdruck sinkt) und der Körper über das Schwitzen versucht, Verdunstungskälte zu erzeugen.

Dieses Schwitzen ist wiederum eine der effektivsten Strategien zur **Entgiftung**. Über den Schweiß werden große Mengen an Schwermetallen ausgeleitet[204], die wir heutzutage wohl stärker anreichern als früher.

Nutzen Sie Hitzekontakt insbesondere im Sommer, z.B. ganz einfach dadurch, dass Sie auf Kühlungstechnologien wie z.B. Klimaanlagen verzichten. Aber auch im Winter können Sie ihn mittels regelmäßiger Saunagänge integrieren.

Je mehr Saunabesuche pro Woche und je länger die Saunagänge, desto gesünder scheint es zu sein[205]. Es geht dabei darum, dass Sie sich nicht einfach nur aufwärmen, sondern die Hitze aushalten, auch wenn es schon etwas unangenehm wird. Versuchen Sie sich behutsam auf länger als 15-20 Minuten pro Saunagang zu steigern.

Machen Sie nach einem abendlichen Saunabesuch einen Spaziergang, um sich abzukühlen, damit Sie gut schlafen können.

In diesem Unterkapitel haben wir jetzt nur einen kleinen Teil des Spektrums an Anpassungserscheinungen besprochen, die durch Hitze-Kontakt in Gang gebracht werden. Weitere sind in der Forschungsliteratur ausgiebig beschrieben[206].

---

[203] Gemessen an der hormonellen Antwort: Djordjević et al. 2003 Tierversuche, methodisch einwandfreier Versuchsaufbau.

[204] Sears et al. 2012 Systematischer Review von mehr als 20 Studien, über den Schweiß wird Quecksilber, Blei, Arsen und Cadmium (und weitere Toxine wie Bisphenol-A etc.) entgiftet, mehr als über Urin oder Stuhl.

[205] Laukkanen et al. 2015 OS, n = 2.315 (42-60 Jahre alt), 4-7 Besuche pro Woche und Saunagänge von jeweils > 19 min. sind mit der geringsten all-cause Mortalität assoziiert (Achtung: Störvariable finanzieller Status – wer reicher ist, kann sich auch öfters Sauna/ eigene Sauna leisten, jedoch ist der Saunabesuch in Finnland günstig).

[206] siehe u.a.: Ausdauerleistungsfähigkeit: Scoon et al. 2007 CT, u.a. Erhöhung Blutvolumen, Blutfluss | Erhöhung Insulinsensitivität: Kokura et al. 2009 Tierversuche. Mechanismus u.a.: Heat-Shock Proteine werden aktiviert | Erhöhung Wachstumshormone (GH) und GhRH: Hannuksela 2001 Review, siehe Tabelle auf S. 122.

f) Infektiöser Stress

Infektionsstress, der evolutionär zweitälteste Stressfaktor, schiebt – im Gegensatz zu Bewegungsstress – das Immunsystem normalerweise in einen *entzündlichen* Zustand. Damit z.B. Viren bekämpft werden können, müssen die befallenen Zellen mittels einer Entzündungsreaktion eliminiert werden. Reparatur und Heilung von Gewebe sind jedoch anti-entzündliche Vorgänge, die wiederum in der Erholungsphase (Phase III des Stresszyklus', siehe Verlauf) stattfinden.

Diese Phase, das Abklingen der Entzündung, kann bereits in der Stress-Phase vorbereitet werden. Wie?

Die Wahrnehmung von Stress bedeutet gleichzeitig immer, dass Immunzellen vorsorglich ins Blut entlassen werden (Phase I). Diese patrouillieren dort dann in einer Art Bereitschaftsmodus, um rasch zu den aus Kampf oder Flucht erwarteten Verletzungen an der Körperaußenseite gelangen zu können.

Der Transfer der entzündlichen Immunzellen dorthin geschieht genau dann am raschesten, wenn solche Verletzungen auch tatsächlich stattfinden:

Verletzte Gewebe wie Haut oder Muskeln rufen in diesem Fall die bereitstehenden Immunzellen zu sich, damit diese die Wunden versorgen: Sie bekämpfen dann z.B. an der offenen Hautbarriere eindringende Erreger oder speisen zerstörte Muskel-Zellen in das Protein-Recycling ein (Phase II).

Ihre Arbeit ist erst mit dieser Tätigkeit erledigt und die Patrouillen können wieder **beruhigt in ihr Ursprungsgewebe zurückkehren. Die Entzündung wird beendet** (Phase III).

Chronischer psychischer Stress unter ausbleibendem Schmerz lässt dagegen die Immunzellen unruhig in der Blutbahn vagabundieren und verletzt den eigenen Körper von innen. Viele, wenn nicht alle Erkrankungen der Zivilisation (Autoimmunerkrankungen, Alzheimer, Arteriosklerose, Herzinfarkt etc.) werden von einer niedriggradigen, nicht abklingenden Entzündung begleitet[207]. Unabhängig davon ist der beschriebene Ablauf, ein Festhängen der Immunzellen in Phase I, über den erhöhten Energieverbrauch des Immunsystems, ein enormer Störfaktor für unsere flexible Energieverteilung über den Tag (unsere Chronobiologie).

Wie können wir die in der Blutbahn marodierenden entzündlichen Zellen wieder aus der Blutbahn bekommen? Indem wir die Immunreaktion zu Ende bringen.

Das Beenden der ständigen Bereitschaft von Immunzellen
Das bedeutet konkret: Lassen Sie kleine Verletzungen zu, indem Sie einen engen Kontakt mit Ihrer Umwelt, also Menschen und Natur, zulassen. Bereits der Geruch von Wald und Pflanzen, d.h. im Prinzip das aus dem Haus gehen, zieht das Immunsystem aus dem Blut an die Körperaußenseite und kann so die Entzündungsreaktion beenden[208]. Auch richtig ausgewählte Raumdüfte und ätherische Öle können Ihnen hier helfen.

Arbeiten Sie im Garten ohne Handschuhe, schneiden Sie Rosen, gehen Sie barfuß über einen Kiesel-, Wiesen-, Feld- oder Waldweg, bewegen Sie sich wenig bekleidet durch Gestrüpp und Dornen, wälzen Sie sich auf dem Erdboden, klettern Sie an einem Baum oder kämpfen sie mit jemandem und stecken den ein oder anderen Schlag ein. Trainieren Sie nicht nur im Fitness-Studio, sondern auch draußen in der freien Natur. Das alles kann eine chronische Immun-Stressreaktion dämpfen oder gar beenden.

Im Bürostuhl macht- und tatenlos über Probleme zu grübeln, bedeutet dagegen den permanenten, auf Dauer energetisch teuren, entzündlichen Bereitschaftsmodus.

---

[207]   Candore et al. 2010 Review.
[208]   Li et al. 2008a Experimente zu 3-tägigen Naturwanderungen, Baden in Waldbadeseen, n = 13, Verbesserung Immunparameter mehr als 7 Tage nach Ende des Trips | Dhabhar 2009 Review.

Das Nutzen von Technologie

Wir haben nun die wichtigsten alten Stressfaktoren besprochen.

Im Lichte neuer Erkenntnisse über unsere Biologie müssen wir ein Paradigma, welches bei der Erfindung der Zivilisation vor rund 12.000 Jahren seine Berechtigung hatte, heute überdenken. Technologie darf Biologie nicht mehr *ersetzen*, denn es macht uns krank. Mein Vorschlag für die Nutzung von Technologie lautet deshalb, ihren Einsatz darauf zu beschränken, um unsere **Fähigkeiten zu** *erweitern*.

Nutzen Sie Technologie in der Regel, um Dinge zu realisieren, die Sie ohne sie nicht realisieren könnten. Sie kann dazu dienen, den Kopf für *andere* Sachen freizubekommen. Pure Bequemlichkeit und der Wunsch nach maximaler Schmerzvermeidung sind hier jedoch keine guten Entscheidungsgehilfen.

Wir haben bereits eine Menge von Faktoren identifiziert, die unsere Physiologie und Biologie positiv beeinflussen können. Für jedes einzelne technische Mittel (Hardware und Software/App) müssen wir dann konsequenterweise hinterfragen, ob sein Besitz bzw. seine Nutzung durch seine Vorteile gerechtfertigt ist. Diese Vorteile sollten die biologischen Nachteile überwiegen.

Konkrete Trainingsprinzipien für das Nutzen von altem Stress

Die Anpassung an alten Stress bedeutet eine Verbesserung der biologischen Bewältigungsfähigkeit für die jeweilige Umweltsituation. Es ist etwas, was *langfristig* sehr angenehm ist.

Damit diese Anpassung langfristig bzw. permanent geschehen kann, müssen bestimmte Prinzipien bei der Nutzung von altem Stress als Training eingehalten werden:

1. **Individualisierung:** Ihr Ausgangsniveau bestimmt, von welchem Niveau Sie Ihren ersten Trainingsreiz setzen. Bezogen auf den Stressfaktor Bewegung: Ein absoluter „Nicht-Beweger" markiert

für sich einen Meilenstein, wenn er es schafft, dreimal pro Woche einen 10-minütigen Spaziergang und 2 Liegestützen pro Tag zu machen. Das Anfangsniveau, der Startpunkt ist nicht so entscheidend. Viel entscheidender sind die Punkte 2 und 3:

2. **Progression**: Damit die Anpassung weiter geht, muss der Trainingsreiz in regelmäßigem Abstand gesteigert werden, d.h. wenn Sie z.B. Krafttraining machen, sollten Sie darauf abzielen, die Gewichte zu steigern oder bei gleichem Gewicht schneller oder mehr Wiederholungen zu machen. Jedes ernsthafte Training induziert einen gewissen Schaden (aber keine Selbstzerstörung), welcher Ihrem Körper in der Erholungsphase den Auftrag zur Reparatur und Superkompensation („Besserwerden") gibt.

3. **Kontinuität**: Nach 4 Wochen Training kommen wenige Ergebnisse. Wenn Sie ein Jahr durchhalten, wird der Effekt des Trainings schon deutlich sein. Wenn Sie trotz entmutigender Rückschläge und Schwierigkeiten eine Lebensgewohnheit daraus machen, können Sie in 4, 5, 10 Trainingsjahren extrem weit kommen. Entscheidend ist oft nicht, ob Sie diese Woche jetzt 2-mal oder 3-mal kalt duschen. Sondern ob Sie das nächstes Jahr erfolgreich als Gewohnheit etabliert haben. Haben Sie Geduld und erwarten Sie nicht die Total-Transformation innerhalb einer kurzen Zeit.

4. **Variation**: Sie sollten Ihr Training variieren. Wieder nehme ich das Beispiel Bewegung als Trainingsmittel: Statt Über-Kopf-Drücken machen Sie auch einmal Handstand („same but different") oder Dips (vertikal nach unten drücken statt vertikal nach oben). Nutzen Sie andere Gelenkwinkel, mehr oder weniger Instabilität und andere Untergründe. Statt Krafttraining oder Laufen auch mal eine Teamsportart, Klettern, Judo, Tai Chi oder Turnen etc. Statt immer nur kalt zu duschen auch mal in einem kalten Gebirgsbach baden etc. Seien Sie kreativ.

5. **Balance von Training und Erholung**: Achten Sie zudem darauf, dass die Summe aus allen alten und neuen Stressfaktoren, sprich der *katabole Ausschlag*, auch insgesamt nicht zu groß ist. Ist die Stress-Beladung zu hoch, schlägt die Anpassung, also genau das,

was wir anstreben, fehl. Auch für diese Modulationen, sowohl zur Steigerung als auch zur Drosselung des Trainingsreizes, kann der Einsatz von Technologie sinnvoll sein. Wenn Sie eine Frau sind, dann werden Sie eine geringere Beladung mit Stress vertragen als Männer.

Sie wissen jetzt alles Wesentliche, um sich Ihr „Phase I-Medikament" zusammenzustellen. Dieses ist komponiert aus der intelligenten Nutzung von Bewegung, Bewegungstraining, Fastenphasen, Hypoxie, Kälte, Hitze und Infektionsstress unter dem Tageslicht. Die verfügbare Technologie, die uns immer wieder dazu verleitet, solche Faktoren zu meiden, entfernen wir aus unserer unmittelbaren Umgebung.

Alter Stress lässt neue Körpersysteme gedeihen und „macht uns zum Menschen"

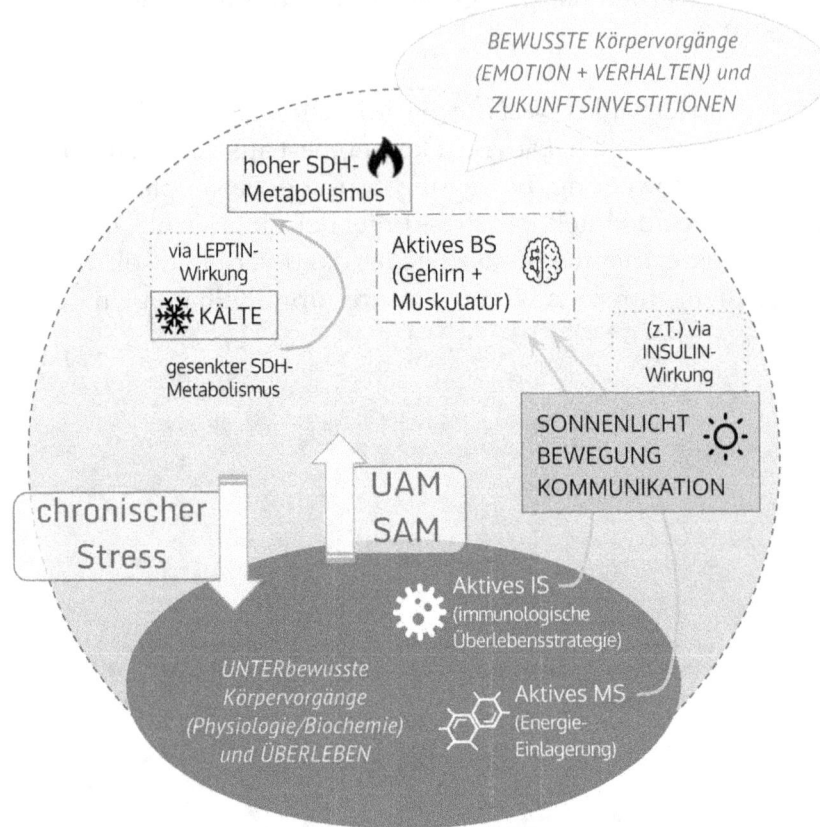

Das UAM- bzw. SAM-Protokoll schiebt die Energieverteilung nach außen bzw. zu jüngeren/bewussteren Systemen. Chronischer Stress bewirkt genau das Gegenteil: Die unterbewussten Körpersysteme gewinnen an Macht.
Erst wenn die Stressfaktoren, durch die ein Körpersystem in der Evolution hervorgebracht wurde, auch aktuell auftreten, prägt sich das in der DNA schlummernde Systeme erst aus: Die in diesem Buch aufgeführten Stressfaktoren sind deshalb ein Schlüssel, ein menschliches Individuum epigenetisch zum gesunden Menschen zu machen.
IS = Immunsystem
MS = Metaboles System
BS = Bewegungssystem
SDH = Schilddrüsenhormone

Alter Stress ist die Komponente im Stresszyklus, die Investitionen des Körpers nach außen/jung schiebt und alte Systeme, auf die wir keinen bewussten Zugriff haben, beruhigt.

Es ist sogar wahrscheinlich, dass das Durchlaufen dieses „alten Stres-szyklus'" uns auch widerstandsfähiger gegen neuen Stress macht[209].

Der Umgang mit neuen Stressfaktoren

Daneben, dass wir bereitwillig alte Stressfaktoren annehmen, ist es genauso wichtig, zu lernen, mit neuen Stressfaktoren richtig umzu-gehen, damit wir die **chronische Stressreaktion verhindern bzw. beenden können**.

Ein äußerer Stressfaktor löst, zumindest wenn er „nicht-physikali-scher" Natur ist, erst durch unsere emotionale Bewertung eine innere Stressreaktion aus. Diese ist aufgrund ihrer biochemischen Vor-Pro-grammierung ab dann kaum noch zu kontrollieren. Ein reflektierter emotionaler Umgang mit Stress und die aktive Klärung von Anhaf-tung sind also die Grundlage.

Doch wie können wir nun auf finanzielle Knappheit, Einsamkeit, schwelende Konflikte oder Umweltbelastungen konkret reagieren? Im Prinzip gibt es nur drei Möglichkeiten:

- dem Stressfaktor durch einen Wechsel der Umgebung bzw. durch eine Veränderung im Leben aus dem Weg gehen. Unsere Lebens-zeit ist begrenzt, wählen Sie sich das aus, was Sie selbst für sich als wichtig und richtig erachten. Wenn Sie eine Umgebung, eine Situation krank macht, dann wird dies fast schon zur Pflicht. Denn viele genetische Programme, auch chronische Erkrankungen, werden *kontextabhängig* aktiviert.

- den Stressfaktor, die Situation akzeptieren, indem der innere Widerstand dagegen aufgegeben wird, um uns daran anzupassen.

---

[209] *Akute Effekte alter Stress:* Uehara et al. 1989, Ma und Morilak 2005 beide Tierversuche, kälte-adaptierte vs. kontroll-Tiere, in Ruhe keine Unterschiede, unter Stress verbesserte (stärkere) ACTH- und CRF-Antwort (HPA-Stress-Achse); der Effekt kann in diesem Fall (Kälte) auf eine verbesserte Rezeptor-Sensibilität im paraventrikulären Teil des Hypothalamus zurückgeführt werden. *Chronisch bzw. in Ruhe sinkt der ACTH-Spiegel:* Leppäluoto et al. 2008 CT bei Frauen, 12 Wochen, 3 x pro Woche 20 sek. @ 1 °C (Wasser) oder 2 min. @ -110 °C (Luft).

-   den Stress überwinden und das Problem lösen.

Alle Reaktionsmöglichkeiten sind für sich genommen ein berechtigter Weg, das Problem letztlich aufzulösen. Welche davon sinnvoll ist, sollten Sie sich für jede Situation, für jedes Problem einzeln überlegen, indem Sie Vor- und Nachteile abwägen.

Zur zweiten Möglichkeit gibt es ein sehr schönes Gebet:

Gott, gib mir die Gelassenheit, Dinge hinzunehmen, die ich nicht ändern kann, den Mut, Dinge zu ändern, die ich ändern kann, und die Weisheit, das eine vom anderen zu unterscheiden.

Machen Sie sich eine Liste, was Sie in Ihrem Leben hinnehmen möchten und was Sie ändern möchten. Wovon Sie mehr haben möchten und wovon weniger.

Sie benötigen eine schlichte Entscheidung und die Beharrlichkeit und Geduld, diese Entscheidung zu materialisieren. Den Willen, wirklich etwas zu verändern.

Neuer Stress ist nicht per se schlecht oder schädlich. Sondern der individuelle Umgang damit, die Bewertung entscheidet, ob er zum gesundheitlichen Problem wird.

PHASE II des Stresszyklus': Nähren und Erholen: Die Stressreaktion beenden („Rest and Digest")

Unsere Stressreaktion wird eingeleitet, wenn wir subjektiv Stress wahrnehmen. Sie hilft uns dabei, eine schmerzvolle Situation zu überwinden, in der etwas zu finden ist, was wir suchen.

Einfach geschlussfolgert kann die Suche (die Stressreaktion) also genau dann beendet werden, wenn das Richtige (die Erfüllung des Bedürfnis') gefunden wurde.

Das gilt für einfache (Kälte-Wärme) wie auch komplexe Szenarien (Alleinsein-menschliche Nähe).

Natürlich kann der Stresslevel auch symptomatisch reduziert werden, z.B. durch Entspannungs- und Mobilitätsübungen oder intermittierende Hypoxie (Atemübungen). Das hat definitiv alles seine Berechtigung. Langfristig wird jedoch nur die Befriedigung des wirklichen Bedürfnisses oder seine Aufgabe, sein Fallenlassen – besonders wenn es ein Scheinbedürfnis ist – die Stressreaktion beenden können.

Wird dieser Umstand auf Dauer bzw. regelmäßig ignoriert, kann es sein, dass die Stress-Systeme nicht vollständig herunterfahren und permanent im unruhigen „Such-Modus" verbleiben – egal, ob Ihnen Ihr Bedürfnis bewusst ist, Sie ihm keine Aufmerksamkeit schenken, kein Bewusstsein dafür haben bzw. es also gar nicht wahrnehmen oder die neue Stressreaktion zu seiner Befriedigung verweigern.

Das kann sich in Problemen mit der Verdauung und vielen anderen Symptomen niederschlagen. Auch Luxusinvestitionen können erst in Phase II und III getätigt werden, wenn die Bedrohung als beendet angesehen wird und wieder ATP-Kapazität frei wird. Diese Überschüsse können dann „in die Zukunft" investiert werden, sprich in alle Zellen, die nicht wichtig für das akute Überleben sind.

Es ist deshalb sehr wichtig, seine Bedürfnisse zu kennen und sein alltägliches Handeln auch wirklich daran zu orientieren. Selbst wenn Ihnen dies nicht bewusst ist, ist sich Ihr Unterbewusstsein Ihrer wirklichen Bedürfnisse gewahr.

Menschliche Grundbedürfnisse

Was aber sind menschliche Bedürfnisse? Es sind mindestens die Folgenden:

- MATERIELL (körperlich, außen – Überleben):

  a) Sonne

  b) Wasser

c) Bewegung

d) Wärme: Tagsüber durch Muskelaktivität, abends via Feuermachen und Körperkontakt. Generell durch Aktivität von braunem Fettgewebe.

e) Schutz (Sicherheit), Ruhe, Schlaf

f) Nahrung

g) Berührung und Sex

- IMMATERIELL/EMOTIONAL (seelisch, innen – Wachstum):

a) Liebe, Zärtlichkeit, Aufmerksamkeit, Verständnis *(Nahrung für die Seele sind Emotionen, insbesondere Liebe)*

b) Soziale Verbundenheit und Zugehörigkeit

c) Information *(Nahrung für den Geist)*

d) Das Erleben von Neuem und bisher Unbekanntem

e) Individualität: Etwas Einzigartiges tun (Identität finden, Autonomie) und Kompetenz entfalten (Persönliches Wachstum durch Verlassen der Komfortzone)

f) Kollektivität: Sinnvoll zu einer gelingenden Gesellschaft beitragen (etwas kreieren) und dabei Teil von einem größerem Ganzen sein. Das beinhaltet auch die Bereitschaft, andere Bedürfnisse temporär dafür zurückzustellen. Es ist ebenfalls unser Bedürfnis, die Bedürfnisse von anderen zu erfüllen, auch auf eigene Kosten bzw. wenn dies heißt von einem eigenen Bedürfnis abzulassen.

Diese Bedürfnisse sind universell, auch wenn individuell und je nach Lebensabschnitt die Prioritäten verschoben sein können. Genauso sind die „Vehikel" unterschiedlich, um diese relativ allgemeingültigen Bedürfnisse am besten zu befriedigen: Sprich, jeder hat andere Gaben und Vorlieben und wählt deshalb einen anderen Weg dorthin.

Der eine kann z.B. seinen Beitrag für die Gesellschaft am besten leisten und gleichzeitig seine Kompetenz entfalten, wenn er/sie in die Rolle als freundlicher Busfahrer schlüpft, der Andere wenn er Kühlschränke verkauft, der Nächste wenn er Gemüse anbaut und Schafe hält und wieder der Nächste wenn er abwegige Bücher über die menschliche Gesundheit schreibt... Was für uns jeweils gut ist, müssen wir ein ganzes Leben jedoch auch immer wieder neu herausfinden.

Weitere Beispiele für Bedürfnisse – und mögliche Vehikel, die oft austauschbar sind:

- Berührung – z.B. High Five, Hautkontakt, Umarmung, Kontaktimprovisation, Massage, Akro-Yoga

- Wärme – z.B. Hammām-türkisches Dampfbad, Dampfsauna, Infrarotlampen/Infrarotkabine, Lagerfeuer, Kerzenlicht, warmes Badewasser

- Ruhe – z.B. Floaten, Meditation, Hypnose, Körperreisen, ruhige tiefe Atmung, ein gutes Buch lesen, mit Muße etwas malen, Tagebuch schreiben, gute Musik bewusst hören

- Bewegung – z.B. mit Yoga oder Tai Chi beginnen, kreativer Ausdruckstanz, Musik machen, spazieren gehen

- Liebe – z.B. sich im Spiegel selbst „Liebe zusenden", (Metta- oder app-basierte) Meditation, Anderen Liebe schenken.

Der Sinn eines Wirtschaftssystems ist das Befriedigen der Bedürfnisse aller ihrer Teilnehmer. Das alleine reicht im Kapitalismus, der wachsen muss, jedoch nicht aus. Deshalb weckt er immer wieder neue Begierden, um mittels Technologie noch eine unmittelbare (Schein-) Bedürfnisbefriedigung mehr anbieten zu können.

Die entscheidende Frage für jeden Spieler von uns lautet: *Wer bin ich wirklich*? Die Frage, die dort hin führen kann lautet: *Was will ich wirklich*?

VON DEN MATERIELLEN ZU DEN EMOTIONALEN GRUNDBEDÜRFNISSEN

Wir sind in Deutschland heute auf einer Stufe der Entwicklung ange-langt, in der alle materiellen Bedürfnisse weitgehend befriedigt sind. Wir haben von vielen Sachen zu viel und doch glauben wir, dass wir zu wenig haben.

Ab dem Zeitpunkt, ab dem alle materiellen Bedürfnisse befriedigt sind, kann jedoch keine Steigerung des Belohnungs*gefühls* mehr erfolgen.

Vielleicht in dem Maße wie wir unsere Energie in eine Scheinsicher-heit investieren, materielle Bedürfnisse über das Notwendige hinaus zu befriedigen, sind wir an unseren Emotionen verarmt. Zeit und Energie, die wir in den Erwerb materieller Güter (z.B. Arbeit) stecken müssen, lassen weniger übrig für direkte Quellen solcher Emotionen und Gefühle wie Erfahrungen in Beziehungen, Familie, Natur, Reisen und der Zeit alleine etc.

Obwohl das Reize für das Erleben von gesuchten Emotionen sind, gehen wir den Umweg über das Mittel. Diese Strategie mündet ab einem bestimmten Punkt in Suchtverhalten, denn das eigentliche Bedürfnis bleibt unberührt und die Suche kann nicht beendet wer-den. Weil Dinge wie Geld oder Besitz – genauso wie übrigens unsere Gesundheit, Wissenschaft, Fähigkeiten etc. – nur Werkzeuge sind, aber kein Bedürfnis an sich. Mithilfe unserer Werkzeuge können wir dienen, jedoch nicht direkt ein emotionales Bedürfnis befriedigen.

Die **Meditation** ist ein hervorragendes Mittel, besseren Zugang zu seinen Emotionen zu bekommen und diese in sich selbst zu kulti-vieren. Letzten Endes hilft sie uns, Emotionen direkt zu verspüren und auch nach außen geben zu können. *Im Anhang finden Sie weitere Anlaufpunkte zur Meditation.*

Zudem werden Sie sich mittels Meditation Ihrer Bedürfnisse über-haupt erst bewusster und werden besser feststellen können, ob die aktuell gewählten Vehikel wirklich zur Bedürfnisbefriedigung führen oder nur ein Scheinbedürfnis anzielen.

Fragen Sie sich, jedes Mal wenn Sie etwas anstreben: Welches emotionale Bedürfnis steckt womöglich dahinter? Was sind emotional die Vor- und Nachteile wenn ich diesen Weg einschlage? Und werde ich es damit wirklich befriedigen können? Was wären einfachere, weniger Ressourcen-intensive Wege?

Nachdem wir nun das Thema menschliche Bedürfnisse und ihre Vehikel besprochen haben, werden wir nun das Thema Ernährung ausführlicher behandeln – das Befriedigen des körperlichen Bedürfnisses nach Nahrung:

Ernährung

Grundlegender Sinn unserer Ernährung ist, dass sie uns **mit Stoffen nährt, die wir für eine Anpassungsreaktion an die vorangegangene Phase I benötigen**. Alles läuft darauf hinaus, dass die Zelle danach mehr Energie umsetzen können soll als vorher, d.h. für eine erneute, ähnliche Belastung in Zukunft besser gewappnet ist.

Unsere Mitochondrien, die Energieproduzenten der Zelle, werden dabei genau genommen nicht von Fett, Kohlenhydraten oder Protein angetrieben, sondern von Elektronen und Protonen. Deren ordnungsgemäßes Handling im Mitochondrium ist zentral für die Gesundheit seiner und auch benachbarter Zelle[210]. Kern des Ganzen sind wiederum Gesetze der Quantenphysik und nicht der Ernährungswissenschaft.

Damit die ATP-Gewinnung gut funktioniert, die lebensnotwendige Basis jeder unserer Zellen, ist unsere Ernährung nur ein Baustein: Denn neben der Anlieferung von Elektronen aus der Nahrung haben auch Faktoren wie Magnetismus, UV- und Infrarotlicht der Sonne, elektrischer Kontakt zum Erdboden oder Kälte einen mindestens genauso großen Einfluss auf die Bewegung der Elektronen und Protonen in unseren Mitochondrien. Diese Faktoren haben uns in unserer Evolution viel länger geformt als unsere „Paleo-Ernährung".

---

[210] Picard et al. 2015 Tierversuche, *lokale* mitochondriale Dysfunktion durch Gen-Knockouts verändert auch die systemische Reaktion auf psychologischen Stress (HPA-Achse, Sympathikus, Katecholamine, IL-6, Hippocampus); auch jegliche weitere Stressantwort wird von den Mitochondrien moduliert, z.B. über ROS-Bildung und direkten Einfluss.

NAHRUNGSMITTEL-AUSWAHL

Bevorzugen Sie generell Lebensmittel, die „alte Bekannte" unserer Evolutionsgeschichte sind. Denn je länger sie bekannt sind, desto geringer fällt oft die entzündliche Antwort auf ihren Verzehr aus. Mit Wurzeln, Früchten, Gemüse, grünem Blattgemüse, Produkten von wilden bzw. im Freiland lebenden Tieren, Meeresfrüchten und klarem Quellwasser nach lokaler und saisonaler Verfügbarkeit treffen Sie meistens eine gute Wahl. Melden Sie sich eventuell bei einem Wildkräuter-Kurs vor Ort an und bauen Sie im eigenen Garten Gemüse an.

Rotieren Sie verschiedene Lebensmittel und -Farben durch. Ja, Ingwer oder Kurkuma können sehr gesund sein… aber nicht 365 Tage im Jahr. Für alle anderen Nahrungsmittel gilt das Gleiche. Wenn wir jahrein und jahraus, mehrmals täglich Weizen- und pasteurisierte Kuhmilchprodukte verzehren, kann das zum Problem werden.

Tasten Sie sich an den Verzehr von 600-1.000 g **Gemüse** pro Tag heran, um dessen xenohormetischen Effekte auszunutzen und Ihre Darmbesiedlung positiv zu beeinflussen. Setzen Sie zudem gezielt Pflanzenextrakte ein. Die Möglichkeiten, *Nahrung als Medizin* einzusetzen, sind gewaltig, doch bedürfen sie einer sorgfältigen Informierung. **Verzehren Sie in Ihrer *ersten* Mahlzeit des Tages so viel Gemüse wie möglich** ohne dass Ihre Verdauung darunter leidet, z.B. in einem großen Salat mit Ei, Schafskäse oder Nahrung aus dem Meer. So wird sich Ihr Verlangen nach industrieller Nahrung für den Rest des Tages automatisch deutlich verringern.

Die küchentechnische Bearbeitung von pflanzlicher Nahrung wie einweichen, erhitzen oder fermentieren ist dann sinnvoll, wenn sich das Immunsystem der Pflanze auch gegen den Menschen richtet, wie es z.B. bei Getreide, Hülsenfrüchten, Kohl oder Samen etc. in unterschiedlichen Graden der Fall ist. Durch die Fermentation kultivieren wir kommensale, d.h. aus der Evolution bekannte nützliche Mikroorganismen, die auch **Probiotika** genannt werden. Diese können außerhalb unseres Körpers Nahrung „vorverdauen", aber auch direkt unsere Barrieren besiedeln. In diesem Fall stellen uns

Probiotika, dafür dass sie in unserem Körper Schutz finden, Gene zur Verfügung, die uns helfen, besser in unserer lokalen Umwelt zu leben. Gleichzeitig verdrängen sie weniger vorteilhafte Keime.

Dies ist wohl die plausibelste Erklärung für die vielfältigen positiven Effekte von Probiotika auf unsere Gesundheit, die weit über die Hilfe bei der Verdauung hinausgehen[211]. Trotzdem sollten Sie es mit Probiotika-Supplementen oder fermentierten Gemüse nicht übertreiben, um Ihr Darm-Ökosystem nicht durcheinander zu bringen.

Wichtiger ist es, dass Sie Ihre gesunde Barrieren-Besiedlung pflegen, z.B. indem Sie „azelluläre" Makronährstoffe reduzieren (d.h. Fruchtsäfte, Pulver-Nahrung wie Mehl etc.)[212] und genügend Gemüse essen.

Eine weitere wichtige Säule unserer Ernährung sind **Nahrungsmittel aus dem Meer.** Diese sind beispielhaft dafür, wie eng verflochten sich biochemische Abläufe um evolutionäre Konstanten herum entwickelt haben.

Bereits Vormenschen wurden durch steigende Nahrungskonkurrenz in den sich zurückziehenden Feuchtwäldern nicht nur zu den weitläufigen Savannen, sondern auch an Uferhabitate gedrängt[213]. Das hat, beginnend vor bereits 6 Millionen Jahren, den Grundstein für unsere heutige Abhängigkeit der entsprechenden Nährstoffe gelegt. Die Nutzung von Aas der Savannen oder das Öffnen von Muscheln hat die über die Nahrungskette aufkonzentrierte Zufuhr der Nährstoffe langkettige Omega-3-Fettsäuren (DHA, EPA), Cholesterin, Tyrosin, Iod, Selen oder Zink drastisch erhöht und damit nicht nur unsere

---

211   Chuang et al. 2011 Tierversuche mit Gabe von Reis, der durch *Lactobacillus hilgardii (welcher GABA produziert)* fermentiert wurde: Produktion von GABA | Serotonin-Produktion: Rao et al. 2009 RCT, placebo-kontrolliert | O'Mahony et al. 2015 Review | Yano et al. 2015 Laborversuche | Reigstad et al. 2015 Tier- und Zellversuche | BDNF-Produktion: Jung et al. 2012 Tierversuche mit Kimchi-Probiotika *(Lactobacillus pentosus var. plantarum C29)* | Gewichtsregulation: Han et al. 2015 CT über 8 Wochen; 24 Übergewichtige Frauen, die probiotisches Gemüse zu sich nahmen, veränderten ihre Darmflora hin zu mehr schlankmachenden Bacteroideten-Stämmen und Bifidobakterien. Die Kontrollgruppe, die das unfermentierte Gemüse aß (also in denen keine Probiotika enthalten wären), profitierten nicht von diesem Effekt.
212   Spreadbury 2012 (Review) äußerte die These, dass verarbeitete, aus der Pflanzenzelle herausgelöste (=azelluläre) Kohlenhydrate eine entzündliche Darmbesiedlung fördern.
213   Lewin 2005, S. 90.

rapide Gehirnentwicklung vorangetrieben[214]. Diese Nährstoffe sind nur in Nahrung der marinen Nahrungskette enthalten: Algen, Fisch und Meeresfrüchte.

Spätestens die Emigration unserer direkten Abstammungslinie aus Afrika, beginnend vor rund 65.000 Jahren, spielte sich fast ausschließlich entlang der Küstenlinien ab[215]. Marine Nahrung hatte auf diesen Wanderungen bis nach Grönland oder Feuerland einen hohen Stellenwert[216].

Auch viele weitere biochemische Abläufe sind heute von diesen Nährstoffen abhängig geworden, wie z.B. die Immunabwehr oder der Schilddrüsenstoffwechsel. Genauso spielt DHA eine wichtige Rolle bei der Kälteadaptation[217], da es u.a. für die Anpassung der Zellmembranen notwendig ist und aufgrund seiner mobilen Elektronen für die quantenphysikalische Nutzung von Licht[218]. Diese Nährstoffe sind für die menschliche Biologie unersetzlich geworden[219].

Dass die Meere heute überfischt sind, wir im Landesinneren Ackerbau betreiben können und es Veganismus gibt, hat nichts an dieser biologischen Ist-Situation geändert. Auf der anderen Seite sind wir heute in einer veränderten Situation und müssen als Weltgemeinschaft neue Wege finden, unsere Nährstoffbedürfnisse zu befriedigen. Bisherige industrielle Ansätze wie Hochseefischerei und Fischzucht sind es eher nicht.

Biologisch empfehlenswert scheint es, Muscheln, Austern, Plankton und andere Nahrungsmittel aus dem Meer für Ihre Ernährung ein-

---

214 Richards et al. 2001 Isotopen-Daten | Bradbury 2011 Review „Docosahexaenoic Acid (DHA): „An Ancient Nutrient for the Modern Human Brain".
215 Macaulay 2005 Analysen mitochondrialer DNA | Oppenheimer 2012 genetische und klimatische Daten: das Wasser bot z.T. sehr leicht zu erbeutende Nahrung, ein Refugium vor Wildkatzen und von Süßwasser werden auch Beute-Säugetiere angelockt.
216 O'Connor et al. 2011 42.000 Jahre alte archäologische Funde in der Kalksteinhöhle Jerimalai, Osttimor, die auf versierte Hochseefischerei (Jagd mit Angeln oder anderem Fischereigerät auf z.B. Haie, Rochen oder Thunfisch) hindeuten; trotzdem sind solche Literaturstellen rar gesät. Damalige Siedlungshabitate sind heute oft unzugänglich, da aufgrund der Klimaerwärmung diese nicht selten kilometerweit draußen im Meer liegen – der Meeresspiegel liegt heute rund 120 m höher als am Höhepunkt der letzten Eiszeit.
217 Kim et al. 2015 Tierversuche.
218 Crawford et al. 2013 Review.
219 Siehe z.B. DHA, deren Molekülkonfiguration mit einer Wolke mobiler π-Elektronen einzigartig ist: Crawford et al. 2013 Review „A quantum theory for the irreplaceable role of docosahexaenoic acid in neural cell signalling throughout evolution." Trotz seiner Kompliziertheit ist es seit 600 Mio. Jahren Evolution nicht ersetzt worden (z.B. durch einfacher handhabbareres n-3 oder n-6 DPA).

zusetzen[220]. Das Halten von Muscheln in Aquakulturen ist ökologisch besser vertretbar als die Aquakultur von Fischen.

Je später in der Nahrungskette, desto höher konzentriert und biologisch besser verfügbar sind sowohl Giftstoffbelastungen (z.B. Quecksilber-Verbindungen), aber auch die entsprechenden Nährstoffe. Bei Algen bzw. Algenpräparaten ist z.B. die Aufnahmemenge für DHA im menschlichen Darm verringert[221], sodass hier die Zufuhrmenge erhöht werden sollte. Gleichzeitig sollten Sie keine Meerestiere vom Ende der Nahrungskette essen, wie z.B. Thunfisch, Hai etc.

NÄHRSTOFF-TIMING – ESSEN AM ABEND

Der Zeitpunkt des Essens spielt mindestens eine genauso wichtige Rolle wie was Sie essen, denn es fungiert als innerer Taktgeber.

Prinzipiell sollten Sie dann essen, wenn die Sonne nicht hoch am Himmel steht. Das bedeutet in der Regel, dass die größte Mahlzeit in Form von hochwertiger Nahrung abends, nach getaner Arbeit eingenommen wird („erst bewegen, dann essen") – es gibt jedoch auch Situationen, in denen ein Frühstück oder ein Mittagessen in Ordnung oder gar sinnvoll ist, nämlich eine Leptin-Resistenz.

Hier soll es nun jedoch um den Zeitpunkt der letzten Mahlzeit des Tages gehen: Diese sollte **vor bzw. spätestens zum Sonnenuntergang eingenommen werden.** Zwischen dem Abendessen und dem Schlafengehen sollten mindestens 3-4 Stunden liegen.

Wenn Sie ohnehin sehr selten spät essen, können Sie die nun folgenden Abschnitte dieses Unterkapitels überspringen. Achten Sie noch darauf, dass Sie nach dem Abendessen Kontakt mit Blaulicht vermeiden. Für „Spät-Esser" folgt jetzt die Begründung.

---

[220]   Kent et al. 2015 Laborversuche mit Plankton – Plankton ist ein Überbegriff für marine Lebewesen (Phytoplankton pflanzlich, z.B. Algen und Zooplankton tierisch, z.B. Krill).
[221]   Christensen et al. 1995 Tierversuche, dies liegt an der randständigen (sn-1 oder -3) Position des DHA am Glycerol-Gerüst; die geringsten Absorptionsverluste gibt es bei einer intramolekularen sn-2-Konfiguration, die sich in der Nahrungskette ab dem Plankton aufwärts findet; die in veganen DHA-Supplementen verwendete Spezies Schizochytrium sp., hat eine DHA-sn-1- bzw. -3-Konfiguration: Liu et al. 2015 Laborversuche.

Ihr metaboles System muss nach Sonnenuntergang in einen katabolen, d.h. Nährstoff-abgebenden Zustand kommen. Das ist kritisch, damit das Immunsystem nachts mit Nährstoffen versorgt wird[222].

Insulin, welches auf kohlenhydrat- und/oder proteinreiche Nahrung ausgeschüttet wird, unterbindet die Fütterung des Immunsystems durch Fettzellen, indem es die Ausschüttung von Wachstumshormonen (GH) blockiert[223]. Auch die Melatonin-Ausschüttung wird durch zu späte Mahlzeiten unterdrückt[224], was die Arbeit des Immunsystems ebenfalls behindert.

Je besser die nächtliche Leptin-, Melatonin- und GH-Wirkung, desto tiefer und damit regenerierender ist der Schlaf, denn dann kann nicht nur die Autophagie wirksam absolviert werden[225]. Auch die Schilddrüsenachse wird über diese hormonellen Wege angeschaltet[226]. Das bedeutet eine gesteigerte nächtliche Fettverbrennung und Wärmeerzeugung.

Die Autophagie ist die *Regeneration, die Erneuerung* der Zellen durch das Immunsystem. Insulin kann zwar die Wirkung von GH als Wachstumsfaktor ersetzen, z.B. in der Muskelregeneration oder z.T. auch als Energiemobilisator für das Immunsystem. Es scheitert aber daran, DHA (Omega-3-Fettsäure) aus den Fettzellen hervorzuholen, welches vom Immunsystem benötigt wird[227].

Autophagie tritt besonders in Dunkelheit und im Hunger- bzw. Energiemangelzustand (Mangel an Fett, Glucose und Aminosäuren) ein[228].

---

[222] Fox et al. 2005 Review „Fuel feeds function: energy metabolism and the T-cell response" | Zhang et al. 2015 Tierversuche.
[223] Shin et al. 2013 Humanexperiment, Placebo-kontrolliert, n = 8, Gabe von Zucker-/ Placebogetränk vor einem einstündigen Laufbandlauf @ 50 % VO_{2max}, Erhebung von Blutparametern | SCHNURE et al. 1971 Humanexperiment, nächtliche Blutentnahmen mit und ohne Infusion von Glucoselösung | VanderLaan 1971 Review | Goldstein et al. 2012 Tests mit Wild-Typ-Mäusen im Vergleich zu Ghrelin-Knockout-Mäusen, Ghrelin (Hunger) stimuliert GH.
[224] Valcavi et al. 1993 RCT, placebo-kontrolliert, n = 32 in 4 Gruppen, orale Gabe von Melatonin, Growth Hormone (GH) Releasing Hormone oder Placebo, Messung von GH (Melatonin besitzt eine eigene Kaskade zur Ausschüttung von GH).
[225] Xie et al. 2015 Tierversuche, Schlaf-Apnoe erhöht Risiko für Herzerkrankungen, da es Melatonin senkt, welches wiederum die Autophagie reduziert (und damit Apoptose in Cardiomyocyten zulässt); Melatonin verteilt Energie über einen AMPK-abhängigen Signalweg zum Immunsystem.
[226] Bank 2016 Tierversuche (Dissertation).
[227] Nachts beginnen Fettzellen in der Regel, Omega-3-Fettsäuren wieder abzugeben (Katabolismus), um das Immunsystem zu ernähren: Dallmann et al. 2012 Humanexperiment, 40-h-constant-routine-Protokoll, n = 10, siehe Abbildung 3, cave-Störfaktor: Schlafmangel!
[228] Wang und Levine 2010 Review „Autophagy in cellular growth control".

Sie ist dann auf maximalem Niveau, wenn unser cerebrale Cortex, der Gehirnteil welcher Bewegungen steuert, von der Muskulatur chemisch getrennt ist – sprich, wenn wir tief und fest schlafen. Ein Mangel an Autophagie über Jahre schlägt sich deshalb in Krankheit nieder[229]. Denn das bedeutet, dass über Jahre entartete Proteine[230], ausgediente Mitochondrien und andere Zellbestandteile nicht aussortiert werden[231].

Autophagie schont gegenüber Apoptose, dem programmierten Zelltod, den Stammzellen-Pool[232] und ist normalerweise zu bevorzugen. Selbst bevor Zellen in den Zelltod treten, wird eine vorherige Autophagie benötigt, um das Entzündungsgeschehen zu reduzieren[233].

Auch Leptin ist entscheidend für die regenerative Wirkung des Schlafes. Es erreicht seinen höchsten Level natürlicherweise in der Nacht[234] und induziert über seine Wirkung im Hypothalamus ebenfalls die Autophagie[235]. Dieser Vorgang kann einerseits durch zentrale Leptinresistenz geschmälert sein[236].

Auf der anderen Seite führt auch ein hohes Aufkommen von Kohlenhydraten und Nahrung im Darm zu einer Wirk-Kaskade (*Erhöhung Neuropeptid Y, sdLDL auf Leberebene, mTOR, TNF-alpha, Insulin;* Dämpfung *Prolaktin, AMPK und GH*), die Leptin an der Eintrittspforte zum Gehirn blockiert und damit die Autophagie einschränkt[237]. Das sollte am späten Abend in der Regel vermieden werden. Diese biochemischen Vorgänge fügen sich alle in das Bild ein, dass Kohlenhydrate am Abend das „Sommer-Signal" geben und den Körper in Richtung einer Wachstums- und Reproduktionsstrategie schieben.

---

[229]   Vgl. z.B. Huang et al. 2011 Zellversuche, stark kardioprotektive Effekte durch Autophagie.
[230]   Wojcik 2013 Review | Alirezaei et al. 2010 Versuche an nahrungs-restriktierten Mäusen.
[231]   Bennett et al. 2000 (Zellversuche), Chen et al. 2011 (Tierversuche), Menconi et al. 2007 Review
[232]   Rubinsztein et al. 2011 Review „Autophagy and Aging".
[233]   Qu et al. 2007 Zell- und Tierversuche.
[234]   Simon et al. 1998 Constant-Routine-Experimente am Menschen, 48 h, n = 7.
[235]   Malik et al. 2011 Tierversuche, Leptin ist ein wichtiger neuroendokriner Regulator der Autophagie, indem es AMPK aktiviert: Minokoshi et al. 2002 Tierversuche.
[236]   Minokoshi et al. 2002 Tierversuche.
[237]   Ribeiro et al. 2015 Humanzellversuche; Riehle und Abel 2014 Review „Insulin regulation of myocardial autophagy".

Je später gegessen wird, bzw. je höher bereits der Melatonin-Spiegel bei der letzten Mahlzeit, desto schlechter wird zudem Glucose via Insulin vom Blut in die Zellen befördert[238]. Wir wissen aus vorherigen Kapiteln, dass tagsüber die Insulinsensitivität gut ist, und zum Abend hin schlechter wird, was in Experimenten am Menschen immer wieder bestätigt wird[239]. D.h., wenn das Abendessen nicht insulinunabhängig, durch vorherige intensive Muskelbelastung, aus dem Blut geräumt wurde, wird die Insulinlevel-Erhöhung stärker und länger ausfallen als sonst – mit den obig beschriebenen negativen Konsequenzen.

All diese Prozesse werden durch einen hohen Vitamin-D-Spiegel und niedrigen Melatonin-Spiegel gedämpft: Im Sommer steigt deshalb mit darüber die Kohlenhydrat- bzw. Später-Essen-Verträglichkeit.

Die Erkenntnis aus diesem Unterkapitel: **Besonders im Winter sollten Sie blaues Licht am Abend und spätes Essen vermeiden.**

Wenn Sie doch einmal zu spät gegessen haben, können Sie vor dem Schlafengehen kurze und intensive Körper-Übungen (z.B. Liegestützen) machen, um ihr Blut insulinunabhängig von Nährstoffen zu bereinigen. Vermeiden Sie dabei eine erhöhte Körpertemperatur beim Zubettgehen.

Auch die Atemübung Power Breathing (siehe Schritt 1 des Hypoxie-Zyklus', die anderen Schritte sparen Sie bitte aus) ist eine hervorragende Methode, vor dem Schlafengehen den Wachstumshormonspiegel zu erhöhen[240]. Wenn Sie Ihre Schlafqualität verbessern möchten, machen Sie diese Übung mit einer anschließenden kurzen Meditation zur Abendroutine.

Viel Bewegung am Tag erhöht generell den Wachstumshormon-Level[241].

---

[238] Sato et al. 2011 CT, n = 10 | Peschke et al. 1997 Tierversuche, Melatonin Applikation senkte Insulinsekretion stimulierter pankreas-beta-Zellen um 42 %.
[239] Morgan et al. 2012 CT, n = 6 (gesund) | Bandín et al. 2015 RCT, crossover-Design, n = 32 Frauen (gesund).
[240] Djarova et al. 1986 Humanexperiment, n = 11, 3 Atemprotokolle, Messung Blutparameter.
[241] Ubertini et al. 2008 GH-Messungen am Morgen über 2 Stunden bei Elite-Athleten (EA), Amateursportler (NEA) und Nicht-Sportlern (SS): Hohe positive Korrelation zwischen Ruhe-GH-Werten und Trainingsumfang/-Intensität, EA gegenüber NEA und SS erhöhte GH-Werte.

PHASE III des Stresszyklus': Regenerieren und Schlafen ("Feed and Breed")

Bevor wir massenhaft in Städte migriert sind und begannen, moderne Technologie zu verwenden, haben wir wahrscheinlich besser geschlafen. Alle Maßnahmen aus diesem Buch zur Verbesserung der Umweltfaktoren optimieren deshalb über die Chronobiologie auch automatisch Ihre Schlafqualität.

Die konkreten wichtigsten Maßnahmen für einen besseren Schlaf sind hier noch einmal aufgelistet:

- **Aktivität/Bewegung**: Sie sollten so viel Bewegung im Tageslicht und an der Frischluft haben wie nur möglich; generell ist jegliche Form von altem Stress sinnvoll. Arbeiten Sie tagsüber daran, den Bedürfnissen, die Sie wirklich haben, so gut es geht nachzugehen. Lernen Sie etwas Neues, um eine Ansammlung von Zellfaktoren zu erzielen, die nachts den Tiefschlaf einleiten[242]. Auch Sport/Bewegungstraining am Tag erhöht den abendlichen Schlafdruck. Mittagsschlaf maximal 20-30 Minuten. Ab 2-4 Stunden vor dem Schlafengehen sollten Sport und Nahrungsaufnahme jedoch abgeschlossen sein, um eine Abkühlung des Körperkerns zu erreichen.

- Alkoholkonsum verschlechtert die Schlafqualität erheblich und sollte daher auf ein Minimum reduziert werden.

- **Licht**: Ab Sonnenuntergang sollte kein Blaulicht mehr auf das Auge treffen. Im Schlafraum muss es nachts im Großteil der Nächte komplett dunkel wie auch ruhig sein. Sorgen Sie dafür gegebenenfalls mit schweren Vorhängen.

- **Temperatur**: Ein kurzer Spaziergang vor dem Schlafengehen (mit Blaulichtfilterbrille oder in der Dunkelheit) hilft, den Körper abzukühlen. Im Schlafzimmer sollten die Fenster auf sein, die Heizung aus, und die Temperatur zwischen 10 und 22 °C liegen, je nach

---

242   Diese sind IL-1, TNF-alpha und Adenosin; diese Faktoren erhöhen im Gehirn den Schlafdruck und sammeln sich primär dadurch an, wenn wir etwas Neues lernen.

Jahreszeit und Gewöhnung. Je kühler Ihre Bett-Temperatur, desto besser wird Ihre Leptinsensibilität sein und desto besser werden Sie auch morgens aus dem Bett kommen. Sie sollten jedoch nicht frieren und die Füße sollten warm sein.

- **Magnetismus:** Niederfrequent aktive Elektrogeräte und hochfrequent ausstrahlende Geräte wie Handy, W-LAN etc. sollten Sie ausschalten bzw. in den Flugmodus versetzen. Am besten betätigen Sie den Netzfreischalter im Schlafzimmer/Stockwerk/ Haus. Lassen Sie Ihr Haus bei Schlafproblemen evtl. von einem Bau- bzw. Geobiologen untersuchen.

- **Sozialer Schlaf:** Kümmern Sie sich darum, dass Sie mit anderen Menschen in einem Bett schlafen und viel Körperkontakt haben. Nutzen Sie eine möglichst wenig weiche Matratze.

- **Gedanken:** Es ist sinnvoll, vor dem Zu-Bett-gehen den nächsten Tag bereits grob geplant zu haben. Welche eine Sache werden Sie morgen tun, egal was dazwischenkommt? Was werden Sie nach dem Aufstehen tun? Dabei können Sie auch die Liste des vergangenen Tages evaluieren. Um den Kopf freizubekommen hilft auch eine kurze Meditation vor dem Hinlegen, in welcher Sie Ihre Gedanken und Emotionen beobachten und vorbeiziehen lassen. Zettel und Stift am Nachttisch sind hilfreich, um Gedanken beim Einschlafen zu notieren und damit aufzuhören, das Außen wahrzunehmen und darauf zu reagieren. Auf keinen Fall sollten Sie im Bett arbeiten.

- **Unterstützende Maßnahmen zur Stimulation des Parasympathikus':** Beruhigende Klänge, kurzes Einatmen, langes Ausatmen, Entspannungstechniken und viele weitere entspannen den Körper und den Geist.

- Wenn die obigen Maßnahmen nicht bereits helfen, können Sie *therapeutisch* (nicht dauerhaft!) folgendes probieren:

  a) Aroma- und Infrarotlichttherapie am Abend: Probieren Sie Kräuter wie Lavendel, Hopfenblüten, Dillsamen, Melisse, Beifuß, Passionsblüten, Baldrian, Salbei oder Kamille etc.

aus, um abends eine Beruhigung zu erzielen. Sie können es in einem Kräuterkissen verwenden oder die ätherischen Öle einatmen. Genauso können Sie sich vor dem Schlafengehen Magnesiumöl auf der Haut einreiben. Achtung, auch Rotlicht kann als Zeitgeber wirksam sein[243], nutzen Sie es also nicht zu spät am Abend oder gleich am frühen Morgen.

b) Proteinreiches, kohlenhydratarmes Frühstück am Morgen (z.B. Eier), kurz nach dem Aufstehen, kohlenhydratreicher am Abend (3-4 h vor dem Schlafengehen). Tagsüber können Sie Sauerkirsche einnehmen.

c) Ergänzung von Griffonia-Samen (afrikanische Schwarzbohne) spätestens mittags, welche eine gut verwertbare Vorstufe von Serotonin und Melatonin liefert. Nach der Einnahme in die Sonne gehen. Immer die angegebenen Warnhinweise beachten[(244)]! Die direkte Supplementation von Melatonin sollte nur in Ausnahmefällen erfolgen, da dies die Dopaminproduktion am folgenden Tag hemmen könnte[245] – wenn, dann 1 h vor dem Schlafengehen 3-10 mg oral und maximal 3 Tage lang.

d) Das Resetten des Schlafdruckes: NACHT 1: Schlafen Sie die kommende Nacht gar nicht oder nur 2-4 Stunden; wichtig dabei: Sie haben für den nächsten Tag eine spannende, lange Aktivität geplant. NACHT 2: Die Nacht darauf gehen Sie wie angestrebt früh schlafen, aber nicht vor Sonnenuntergang. Unmittelbar nach dem Aufwachen frühstücken Sie proteinreich und gehen danach nach draußen.

---

[243]   Karu et al. 2003 Zellversuche.
[244]   5-HTP sollte nicht zusammen mit Medikamenten, die in den Serotonin-Stoffwechsel eingreifen (MAO-Hemmer, selektive Serotonin-Wiederaufnahme-Hemmer), eingenommen werden. Der Stoff könnte die Wirkung von Antidepressiva und Beruhigungsmitteln unkontrolliert verstärken. Nicht zusammen mit Johanniskraut-Produkten einnehmen. Nicht zusammen mit Schmerzmitteln (Tramadol, und Schmerzmittel aus der Familie der Triptane) einnehmen. Zudem beachten: Serotonin ist in die Blutgerinnung involviert.
[245]   Dubocovich 1983 Tierversuche (Hasen).

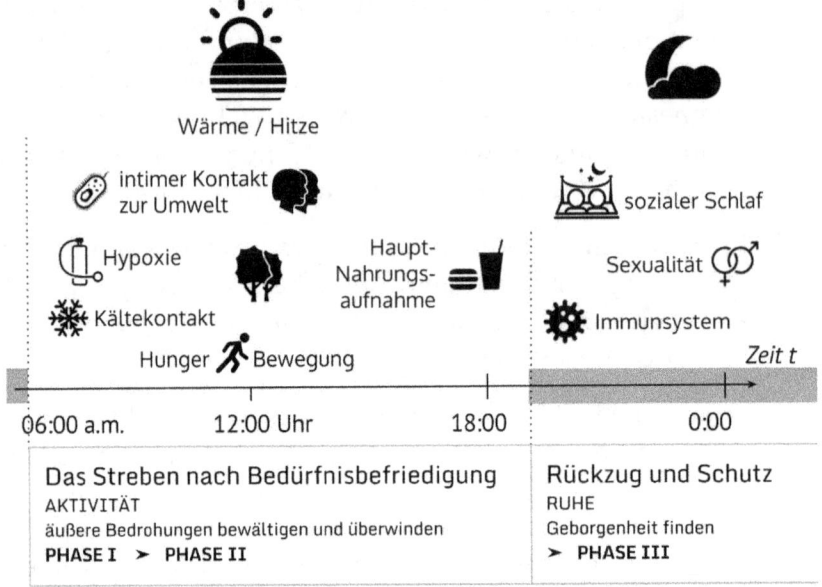

Stresszyklen als Medizin, circadiane Ansicht

Im SAM-Protokoll streben wir tagsüber nach einer Befriedigung der Bedürfnisse gegen den Widerstand der in unserer natürlichen Umwelt (also auch saisonabhängig!) vorhandenen Stressoren. Dabei nehmen wir eine maximal biologisch verträgliche Beladung mit Stress in Kauf. Abends streben wir nach Ruhe und Erholung aller unserer beanspruchten Körpersysteme. Dafür wird u.a. das Immunsystem, welches tagsüber beruhigt wird, nachts hochaktiv. Alle Elemente aus UAM werden in SAM vorausgesetzt.

Balance der Phasen von Belasten und Nähren

Jeder Stress wirkt in der Phase I kurzfristig *katabol*, d.h. Energie- und Gewebe-verbrauchend auf den Körper.

In der Anpassung, den Phasen II und III kann ein Stressfaktor jedoch sowohl eine langfristig **katabole** (z.B. Kälte auf Fettgewebe, Ausdauertraining auf Muskulatur) oder **anabole** (einlagernd, gewebeaufbauend, z.B. Hypoxie, Krafttraining) Reaktion hervorrufen.

Wenn Stress nie endet, weil er chronisch ist, dann ist er immer katabol, egal welcher Natur er ist.

Ein und derselbe Zeitgeber bzw. Stressfaktor kann zudem je nach Zeitpunkt **von Gewebe zu Gewebe** unterschiedliche Wirkung zeigen.

144

Je größer die Stress- bzw. Phase I-Belastung ist, desto mehr können und sollten Sie in der Regel auch essen (Phase II), genauso wie Sie sich dann auch mehr bzw. besser Ruhe gönnen müssen (Phase III). Grundsätzlich müssen die Phasen in jedem Gewebe auf Dauer in einem gewissen Gleichgewicht stehen.

Eine Erhöhung der Kalorienaufnahme lässt immer auch den Basalmetabolismus (BMR) ansteigen[246], sprich es wird zugelassen, dass alle Zellen mehr Energie verbrauchen. Wenn der Stress da ist, also ein Gleichgewicht der Phasen besteht, dann wird die aufgenommene Energie in eine Erhöhung der Stresskapazität kanalisiert[247] und dabei speziell in das Stress-System investiert, welches vorher belastet wurde. Diesem kann dann Erlaubnis erteilt werden, mehr Energie zu verbrauchen und sich energieaufwändiger und umfassender anzupassen.

Solche Vorgänge werden unterbunden oder gar umgekehrt, wenn Sie z.B. Kalorienreduktion betreiben, um abzunehmen. In einer Diät spart der Körper bereits nach 3 Tagen Energieumsatz ein[248]. Diät (=chronischer Hunger) und das Reduzieren von Kalorien (Vernachlässigung der Phase II) ist eine Verletzung des Gleichgewichtes und sollte deshalb nicht wie üblich 2, 4 oder 8 Wochen andauern, sondern in maximal 3-Tage andauernden Zyklen wiederholt werden. Dieses Prinzip ist im Protokoll zur Gewichtsreduktion im „Hunger / Fasten"-Kapitel (SAM-Protokoll) berücksichtigt.

Ein weiteres Beispiel, wie wir unser inneres Gleichgewicht stören, ist unser Fleischkonsum. Unsere Biologie versteht es nicht, wenn

---

[246]   Danforth et al. 1979 CT n = 47 (20-29 J., normal- oder nur leicht übergewichtig, Häftlinge), massive overfeeding (+2.000 kCal über Bedarf) über 7 Monate, Erhöhung T3, Senkung rT3, Gewichtszunahme (+25 %), gleichzeitige Erhöhung des Kalorienbedarfs um +50 %.
[247]   Zurlo et al. 1990 Je höher die metabolische Aktivität des ruhenden Muskels, desto höher die basale metabolische Rate in n =14 Menschen (Beispiel Bewegungsstress) | Zhang und Wang 2007 Tierversuche, Kälte- und Laktationsstress erhöhte BMR, 163 ml O2/h vs. 96,6, Wärmeproduktion (UCP-1) wird bei Laktation dieser zugunsten eingespart | Bell et al. 2004 OS, höherer Energie Flux (Energieaufnahme plus –Verbrauch, abgebildet durch ein Mehr an Stresskapazität in Form von entkoppelnden Proteinen, Muskelmasse etc.) je mehr Bewegung/Training | Goran et al. 1994* RCT, n = 19, 4 Belastungs-/Ernährungs-Gruppen, 9 Tage | Foright 2014 Dissertation, RCT-Pilotstudie, crossover-Design.
[248]   Zauner et al. 2000 n = 11 gesunde und schlanke Menschen, 84-h-Fasten mit zwischenzeitlichen Messungen | Mansell et al. 1990 CT n = 11, Norepinephrin-Infusion nach 48-h-Fasten | Bryner et al. 1999 RCT, n = 20 (davon 17 Frauen, ~38 Jahre), 800 kCal/Tag (liquid formula diet) für 12 Wochen mit paralleler Bewegungsintervention, Erhebung Ruheumsatz, Körpergewicht, fettfreie Masse.

uns das Investment, die Kosten zu seinem Verzehr von Kultur und Technologie abgenommen wird. Dessen anabole, aufbauenden „Überfluss"-Signale[249] speisen wir aktuell oft völlig ungerichtet und ohne Kontext in unseren Organismus ein, anstatt sie durch ein biologisches „alten Stress"-Gegengewicht im Gleichgewicht zu halten.

Das ist ein Beispielszenario wie die Ernährung zu einer anabolen Signalüberlastung beiträgt, und damit Hyperaktivitätserkrankungen den Weg ebnet. Je mehr sich ein Lebewesen vor seinem Verzehr wehrt, desto größer ist bei biologischer Betrachtung ohne Kultur das von ihm geforderte Investment. Genauso erlaubt mehr und intensivere Phase I-Aktivität auch, mehr und energiedichtere Nahrung zuzuführen.

Das Gleichgewicht nachvollziehen zu können, hilft uns, wenn wir Vernachlässigungs- oder Hyperaktivitätserkrankungen gewebespezifisch mithilfe von Stresszyklen behandeln möchten. Stressart und die Intensität und Dauer der Phasen müssen dann präzise der Krankheit bzw. den betroffenen Organsystemen angepasst werden. Wie Sie diese Balance in einer Therapie ausgestalten, werden wir deshalb nun noch detaillierter besprechen.

---

[249]   Bao et al. 2009 | Holt S.H. 1997 beide CTs - Messung des Insulin Index verschiedener Nahrungsmittel - den höchsten Wert weist Rindfleisch auf (doppelt so hoch wie Molkeprotein).

3.3 Das Jahreszeiten-Protokoll (Hypothese): Das Verschieben des Gleichgewichtes zur Krankheitsheilung

Alle bisher genannten Therapien zielen darauf ab, ein Gleichgewicht der Lebens-Strategien herzustellen.

Um die Leistungsfähigkeit speziell zu steigern oder auch eine chronische Krankheit zu behandeln, kann hier eine Individualisierung notwendig sein. Das bedeutet konkret, dass das Gleichgewicht der Umweltsignale bewusst verlassen wird und willentlich so verändert wird, dass der Organismus seine Strategie zu der gewünschten bzw. der Gegenseite auslenkt – zur Überlebens- oder zur Wachstums-/Reproduktionsseite.

Das Durchspielen von Einzelfällen würde den Rahmen dieses Buches sprengen, doch es ist möglich, weitere detaillierte Feinmodulationen mit seiner Hilfe selbst abzuleiten und vorzunehmen.

Der Unterschied von Tages- und Jahreszeitgebern im Hinblick auf den Biorhythmus

Der Tag bringt uns *kurzfristig* in eine energieverbrauchende (katabole) Situation, weil wir uns dann aus dem Schutz des Nachtlagers begeben, uns der Umwelt frei aussetzen und körperlichen Aktivitäten nachgehen. Das jahreszeitliche Pendant zum Tag, der Sommer bzw. der Herbst, schiebt uns jedoch im Resultat in eine Energie-aufbauende (anabole) Lage. Im späten Winter sind bzw. wären wir *natürlicherweise* am schlankesten.

Daran wird deutlich, dass wir bei einer solchen Therapie zwischen kurz- und langfristigen Auswirkungen bzw. tageszeitlichen und jahreszeitlichen Zeitgebern unterscheiden müssen. Chronische Erkrankungen der Zivilisation *entstehen* dann, wenn mindestens einer der inneren Rhythmen, also Jahreszeiten- und/oder Tageszeitenrhythmus über einen längeren Zeitraum gestört wird.

Solche chronische Erkrankungen *behandeln* wir jedoch immer mittels der saisonalen Zeitgeber, mit den tageszeitlichen Zeitgebern lediglich als notwendigen Grundstein.

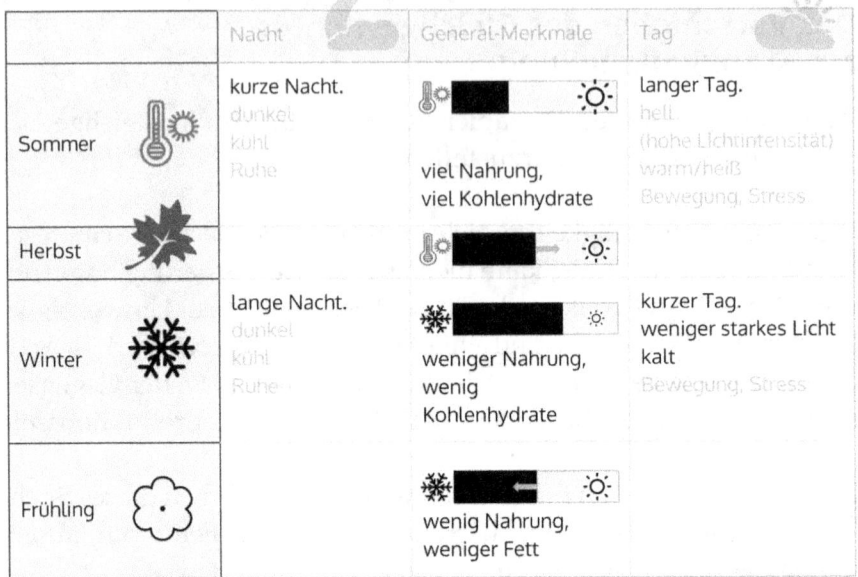

	Nacht	General-Merkmale	Tag
Sommer	kurze Nacht. dunkel kühl Ruhe	viel Nahrung, viel Kohlenhydrate	langer Tag. hell (hohe Lichtintensität) warm/heiß Bewegung, Stress
Herbst			
Winter	lange Nacht. dunkel kühl Ruhe	weniger Nahrung, wenig Kohlenhydrate	kurzer Tag. weniger starkes Licht kalt Bewegung, Stress
Frühling		wenig Nahrung, weniger Fett	

in schwarz: Umweltsignale/Zeitgeber, die den **saisonalen** Rhythmus einstellen (dabei hängt die Wirkung von der Tageszeit ab, weshalb nach Tag und Nacht differenziert wird).
In grau: Zeitgeber, die den **circadianen, tageszeitlichen** Rhythmus einstellen.

Jahres- und Tageszeitgeber im Unterschied

Tageszeitliche Zeitgeber stabilisieren, jahreszeitliche Zeitgeber therapieren

Kernidee des Jahreszeiten-Protokolls ist die betonte Konfrontation mit der saisonalen Phase, die den Körper zur Krankheits-abgewandten Strategie anleitet: Dafür integrieren wir den Kontakt zu allen zugehörigen Zeitgebern in unseren routinemäßigen Tagesablauf.

Wenn Sie z.B. Übergewicht haben (das innere Herbst-Signal zur Energie-Einlagerung hat zu lange dominiert), dann konfrontieren Sie Ihren Körper mit Zeitgebern, die das äußere Winter-Signal geben. Das kann so weit gehen, dass Sie, wenn Sie wirklich alle Register ziehen wollen, ein bis drei Monate in eine kältere Region reisen, in der die gewünschten Umweltsignale in ausreichender Stärke vorhanden sind oder gar umziehen.

Auf ein verändertes jahreszeitliches Signal verändert ein Organismus auch seine langfristige Lebens-Strategie. Hier wird er z.B. mehr Fett verbrennen um die Kälte zu überleben. Der Tag-Nacht-Rhythmus wird währenddessen, entsprechend den örtlichen Bedingungen, weiter ganz normal eingehalten, indem lokale „Umweltsignale als Medizin" und Stressoren genutzt werden.

Neben der Krankheit und dem Gewebe (Vorgehensweise siehe Verlauf) muss auch die biologische Verarbeitungsweise von Umweltinformationen beachtet werden. Die Ethnie (u.a. Haut- und Augenfarbe) ist hier ein guter Startpunkt, um die notwendige Individualisierung der Therapie vorzunehmen. So nutzt ein Finne Temperatur stärker als Licht, um seinen inneren Rhythmus mit der Umwelt zu synchronisieren und ist sensibler für Licht. Ein Ghanaer benötigt für den gleichen „Entrainment"-Effekt stärkeres Licht. Ein Jamaikaner lässt dagegen wahrscheinlich einen stärkeren Gleichgewichtsausschlag zu, ohne krank zu werden. Grundsätzlich kommt es immer darauf an, wie sensibel die innere Uhr jeweils an ihre Umwelt-Sensoren wie Haut, Augen oder Darm gekoppelt ist[250], wie groß die genetische Toleranz gegenüber „Ungleichgewichten" ist und auch wie eng oder weit die Kopplung des Elektronenfluss' in den Mitochondrien ist[251].

Einen Schritt weiter werden in Zukunft vermutlich genetische Analysen eingesetzt werden[252], die einerseits im Vorfeld bereits erheben, auf welche Seite des Gleichgewichtes die einzelne Person tendiert und andererseits, wie stark der Einfluss welcher Zeitgeber darauf einwirkt. So könnten chronische Krankheiten der Zivilisation enorm früh vorgebeugt und verhindert bzw. effektiv behandelt werden. Tendenzen lassen sich wie gesagt bereits durch die Erscheinung erkennen.

---

[250] Bronson 2004, Roenneberg 2004 beide Review | Sülflow 2013 CT, n = 56; dies passiert über den retino-hypothalamische Trakt und den Vagus-Nerv.
[251] Eine starke Entkopplung von der ATPase bedeutet eine geringere ATP-Ausbeute und höhere Wärmeverluste: Kajimura und Saito 2014 Review. Solche Haplotypen findet man gehäuft in (Nord-)Europa.
[252] Bereits heute ist dies möglich: Der bekannteste empfehlenswerte Anbieter ist www.23andme.com; ein anderer ist www.selfdecode.com; für jeglichen Zeitgeber kann inter-individuell, genetisch bedingt eine Ansprechbarkeit existieren, z.B. Menschen, die stärker auf die Photoperiode (Licht) reagieren, und weniger auf die Thermoperiode (Kälte/Temperatur) oder umgekehrt: Bronson 2004; Roenneberg 2004 beide Review | Sülflow 2013 CT, n = 56.

Ich selber komme wahrscheinlich mit einer leichten Dominanz von Sommer-Zeitgebern gut zurecht. Das leite ich sowohl davon ab, dass ich mütterlicherseits japanische Wurzeln habe (in etwa die geographische Breite von Lissabon; das bedeutet auch: asiatische Mitochondrien-Gene) und andererseits weil ich nicht zu Übergewicht, sondern eher zu Untergewicht tendiere. Damit neige ich wahrscheinlich auch zu bestimmten Vernachlässigungserkrankungen wie z.B. Demenz im Alter, wenn ich nicht mit den entsprechenden Zeitgebern und Umweltsignalen entgegensteuere.

In den nächsten beiden Abschnitten wird noch einmal konkret auf die individuelle Gestaltung der Phasen des Stresszyklus' eingegangen:

Krankheitsspezifität der Therapie: Ausbalancierung der Phasen anhand der Art der chronischen Stressreaktion

Im *Krankheitsfall* wird das Gleichgewicht dieser Phasen in die Nicht-Krankheits-Richtung, die vorher benachteiligte Lebens-Strategie hin verschoben, jedoch immer unter Berücksichtigung der tatsächlichen aktuellen Jahreszeit.

Eine Übersicht der Vorgehensweise finden Sie hier:

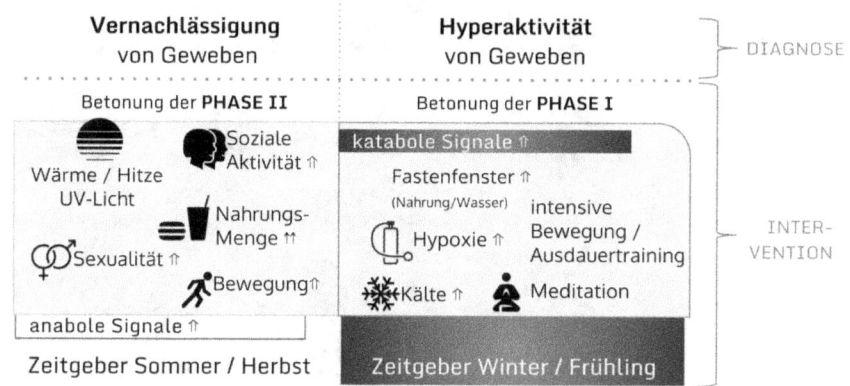

Stresszyklen als Medizin - Saisonale Fassung: Das Jahreszeiten-Protokoll
(gewebeungerichtet)
Im Jahreszeiten-Protokoll nutzen wir die Stresszyklen als Medizin als Vorlage, und modulieren seine Phasen und Phasenelemente in der Intensität, der Länge und der Häufigkeit: je nach Krankheit werden die anabolen Signale oder die katabolen Signale hochgefahren. Im Folgenden müssen diese metabolischen Reize noch für das angezielte Gewebe spezifiziert werden.

Gewebespezifität der Therapie: Auswahl des Stressreizes anhand des erkrankten Gewebes

Nach der *Modulation* des Gleichgewichtes müssen wir die Stressreize noch *kanalisieren*. Erst dadurch können wir gezielt auf ein betroffenes Gewebe einwirken. Grundlage dessen ist das Verständnis, dass je nach vermeintlicher Eignung zur Lösung eines wahrgenommenen Problems eine Zelle mehr oder weniger Energie zugeteilt bekommt. Der **Stressreiz** ist deshalb das Entscheidende, denn diesen übersetzt Ihre Genetik immer in solche *gewebespezifische* Anweisungen für die nachfolgenden Ressourcen-Investitionen.

Besteht nun beispielsweise eine chronische Vernachlässigungserkran-kung der Haut, muss zunächst herausgefunden werden, welches Gewebe hyperaktiv ist und der Haut Energie stiehlt.

Dieses wird im nächsten Schritt mittels Phase I-Interventionen beru-higt. Gleichzeitig wird das vernachlässigte Gewebe mittels einer kurzen und spezifisch angepassten Phase I angesprochen und dann durch eine Überschuss-Situation in den Phasen II und III aus der Vernach-lässigung gezogen. Konkret sehen die Maßnahmen u.a. wie folgt aus:

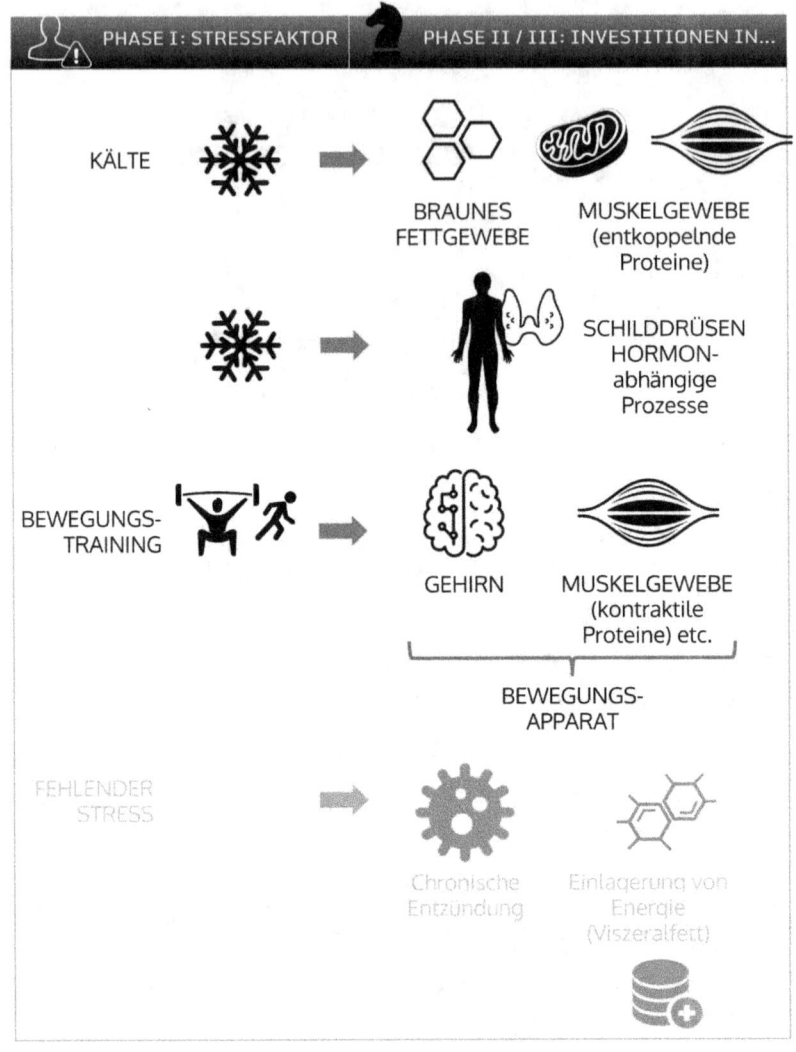

Gewebespezifische Anweisungen unterschiedlicher Stressfaktoren
Diese Liste ist sicher nicht vollständig. Weitere mögliche Reize wären z.B. xenohormetische
Impulse aus der Nahrung („Nahrung als Medizin"). Für alten Stress wurden von verschiedenen
Körpersystemen genetisch bereits detaillierte Anpassungsvorgänge entwickelt, die Sie mittels Ihres
Verhaltens jederzeit anfordern können.

Je mehr Sie von Ihrem Organismus Investitionen z.B. in Muskelmasse, Reproduktionsfähigkeit, Haarwachstum oder Organgesund-
heit möchten, desto stärker müssen Sie das auch bewusst von ihm
fordern: Mit Umweltimpulsen und Trainingsreizen (Stress-Seite) und

einer ausreichend hohen Energieaufnahme inklusive aller notwendigen Mineralien und Vitamine (Nähren-Seite). Umgekehrt lassen sich Ungleichgewichte gesundheitlich nutzen, indem sie in dafür nicht-krankheitsanfällige, „sichere" Gewebe kanalisiert werden (z.B. Überleben-Fettgewebe oder Wachstum-Muskelgewebe).

Oft führt auch die Anwendung von altem Stress nicht nur zur verbesserten Energieverteilung, sondern auch zu einer Steigerung des gesamten Energiebudgets, der BMR[253]. Insgesamt wirkt er also auf die Erhöhung der Stresskapazität ein.

Hier noch einmal eine Matrix von allen Interventionen aus diesem Buch, die wiederum Werkzeuge des Jahreszeitenprotokolls sind:

---

[253]   Benrick et al. 2009 Tierversuche, IL-6-knockout-Mäuse haben verringerten Energieumsatz. Für KÄLTE: Raichlen et al. 2010 Review, der Körper von Säugetieren nutzt unter Kälte Muskelmasse zum Einbau von entkoppelnden Proteinen | Bereits mildes Kältetraining erhöht den Energieumsatz über den Tag um 6-14 % (ca. 120-350 kCal/d extra): van Marken Lichtenbelt, Wouter D. et al. 2009 CT n = 24, Interventionsgruppe: 2 h á 16 °C, Kontrollgruppe: 2 h á 22 °C | Das Anlegen einer konstant 18 °C kühlen Kälteweste für 160 Minuten (2h 40min) erhöht den gesamten Tages-Ruhe-Energieumsatz um satte 80 %: Ouellet et al. 2012 CT n = 6, es wurde mindestens eine Hautkühlung von 2,5 °C erreicht.

KÖRPERSYSTEM	Erkrankungen der HYPERAKTIVITÄT	GESUNDHEIT (BALANCE)	Erkrankungen der VERNACHLÄSSIGUNG
Haut, Nägel, Bindegewebe Muskulatur Knochen	Akne, Hautkrebs etc.	schöne, gesunde Haut etc.	trockene Haut o.Ä.
Haare			Haarausfall, brüchiges Haar etc.
Gonaden (Sexual-system)	PCOS, Brustkrebs, Prostatakrebs,		verringerte Libido, Unfruchtbarkeit
neuere Gehirnfunktionen (lernen etc.)			Neurodegeneration (Alzheimer, Demenz etc.)
THERAPIE Rx	Protokoll MS (Insulinfunktion wiederherstellen)		Protokoll SDH (Schilddrüsenfunktion wiederherstellen) + Protokoll IS
LIFESTYLE-Interventionen	Phase I > Phase II	SAM gewebespezifisch	Phase I < Phase II
		UAM	

Die Interventionsmatrix des Jahreszeitenprotokolls (exemplarische Körpersysteme)
Der therapeutische Ansatz bedeutet eine hohe Investition. Meine Ausarbeitungen hierzu verkürzt: Vernachlässigungserkrankungen bei energetisch günstigen Geweben bedeutet oft, dass es keine Phasen von Energie-Überschuss für diese gibt. Zukunftsinvestitionen leitet der Hypothalamus über die Schilddrüsenachse an, weshalb in diesem Fall das SDH-Protokoll am wirksamsten wäre. Hyperaktivitätserkrankungen bei diesen Geweben zeigt oft an, dass eine Insulinresistenz vorliegt. Die Therapie hier muss also eine Wiederherstellung der Insulinfunktion vorsehen. Der Lebensstil-Ansatz, welcher in diesem Buch genau beschrieben ist, sollte zuerst verfolgt werden und bewirkt in den meisten Fällen bereits eine starke Verbesserung. PCOS = Polyzystisches Ovarialsyndrom, eine Erkrankung der Eierstöcke.

Wichtig zu beachten ist auch die Möglichkeit, dass ein und derselbe Umweltstimulus simultan in einem Gewebe wachstumsförderlich, im anderen dagegen hemmend wirken kann[254].

---

[254] Bsp. DHA (Omega-3): Smith et al. 2011 RCT, n = 16 ältere Versuchspersonen: auf Muskelebene anabol; Chen et al. 2013 Tierversuche: auf Brusttumore katabol. Das ist für viele Umweltreize so und unterscheidet „Umweltsignale als Medizin" oft von Pharmazeutika als Medizin.

Limitationen des Jahreszeiten-Protokolls

Soweit die Theorie und die Prinzipien des Jahreszeiten-Protokolls. Es hat sicherlich einige Limitationen. Offene Fragen dazu lauten u.a.:

- Welche Zeitgeber sind bei einer konkreten chronischen Krankheit X bzw. Körperreaktion Y im Überschuss oder Mangel?

- Wie sollten die Phasen I, II und III bei X oder Y genau gestaltet werden?

- Wie unterscheiden sich einzelne Zeitgeber in Ihrem Effekt auf den tageszeitlichen und jahreszeitlichen inneren Rhythmus?

- Welche verschiedenen Wirkmechanismen gibt es für eine und dieselbe Krankheit?

- Wir haben hier verschiedene Krankheiten zu Hyperaktivität und Vernachlässigung bzw. zwischen insulinabhängige und –unabhängige Geweben unterschieden. Wie ist jedoch der genaue Wirkmechanismus bei der konkreten Krankheit Z? Denn es gilt: Je klarer der genaue Wirkmechanismus geklärt ist, desto zielsicherer kann die effektivste kleinste Veränderung in der Anwendung von Umweltsignalen eingeleitet werden.

Die hier therapeutisch vorgeschlagenen Akzentuierungen sind zwar in meinem Erachten vielversprechend, aber bleiben nichtsdestotrotz Hypothesen, deren Gültigkeit sich erweisen muss.

Je nach Tumorart, neurodegenerativer Erkrankung oder Probleme mit dem Immunsystem kann sich dann ein solcher Therapieplan auf deutlich wackligerem Datenfundament bewegen, als wenn die schulmedizinische Standardbehandlung gewählt wird.

Ich schlage deshalb vor, dass Sie sich im Falle einer chronischen Erkrankung erst einmal genau informieren und dann eine zweigleisige Therapie durchführen.

3.4 Ihr weiteres Vorgehen

Sie haben nun mindestens in den Ansätzen alles an Wissen, das Sie brauchen, um sich hervorragende eigene Routinen und Interventionen für Ihre volle Gesundheit zusammenzustellen.

Denken Sie daran, dass Sie sich möglichst viel den natürlichen Umweltsignalen und Zeitgebern aussetzen und Stress- und Nähren-Elemente erst einmal in eine ausgewogene Balance bringen. Es nützt nichts mehr Protein zu essen, wenn Sie Muskelschwund haben, aber dabei den ganzen Tag sitzen. Es wird dann auch nichts nützen, Vitamin D und K zu nehmen, wenn Sie an Osteoporose leiden, denn Sie haben dann auch hier ein Limit auf der Stress-Seite gesetzt und nicht in der Ernährung (Nähren-Seite). Es geht darum, wo *Ihre* Defizite sind, Ihre effektiven Stellschrauben, wo sich bei Ihnen der Fluss staut: Also um die Frage, wo Sie mit der kleinsten Änderung den größten Effekt erzielen können.

Arbeiten Sie erst einmal eigenverantwortlich an den Basics, bringen Sie Ihren circadianen Rhythmus in Ordnung. Das UAM-Protokoll wird schon einen enormen Unterschied machen, wenn Sie, wie wir modernen Menschen fast alle, bisher dort Defizite hatten. Die Basics reichen für die nächsten drei Monate locker.

Danach weiten Sie Ihren Fokus von Ihrer Physiologie, Ihrem Körper auch auf andere Bereiche.

Die Nutzer-Oberfläche – Übersicht unserer Intervention

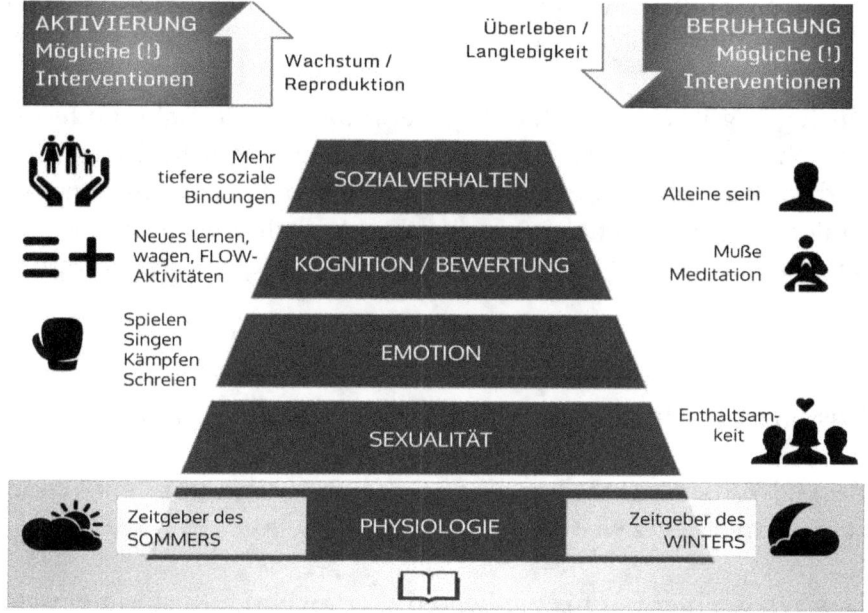

Dieses Buch behandelt primär Therapieansätze in der physiologischen Dimension (siehe auch vorangegangene Grafiken). Therapien und Lifestyle-Interventionen können und sollten jedoch auch auf emotionaler/spiritueller, sozialer, kognitiver und/oder sexueller Ebene ansetzen, z.B. mit denen in der Abbildung vorgeschlagenen Interventionen.

Überlegen Sie sich ehrlich, wo Sie ebenfalls große Fortschritte erreichen könnten. Vielleicht machen Sie nun auf der Physiologie-Ebene bereits fast alles richtig, aber haben woanders Defizite. In diesem Fall verschwenden Sie schlicht Ihre Zeit, wenn Sie überlegen, wie viel Gramm Kohlenhydrate Sie heute essen sollen oder ob in Ihrer Zahnpasta Fluorid enthalten ist oder nicht. Fragen Sie sich dann stattdessen, in welchem nächsten Bereich Sie eine größere Wirkung erzielen können.

Einen tiefen Sinn in seinem täglichen Tun wahrzunehmen, anderen Menschen zu vergeben oder Emotionen von Liebe zu spüren (Emotion/Spiritualität), kann z.B. sofort das Immun-Geschehen an Tumorzellen fundamental verändern[255].

---

[255]   Ventegodt et al. 2004 Zwei Fall-Studien, Reduktion des Brustkrebstumors durch die Therapie (1 Sitzung) - durch massives Apoptose-Geschehen an den Tumorzellen.

Sicherlich gibt es Interventionen, die für eine große Anzahl an Menschen sehr effektiv ist, das muss aber nicht für den Einzelfall gelten. Ihre Wahl sollte Ihre eigene Wahl sein und u.a. Freude- und Stärken-orientiert erfolgen.

Auch hier gilt wieder: Je kleiner, aber präziser Sie eine Veränderung vornehmen, desto geringer ist auch das Risiko, dass diese zu groß ist und das Handeln wieder versackt, weil Ihr Durchhaltevermögen überfordert wird. Erst wenn ein gewünschtes Verhalten stabilisiert wurde, kann und sollte aber auch wieder etwas Neues angegangen werden.

Die Tat ist entscheidend, nicht das Wissen

Wissen ist Macht, doch nur das Handeln bringt Ergebnisse.

Zu viel Wissen macht handlungsunfähig – denn mit dem Wissen wächst auch der Zweifel.

Das Wissen hier hat für Sie keinen Wert, wenn es nicht in ein verändertes Verhalten, in Handlungen Ihrerseits mündet. Das kann ich oder das Buch nicht mehr für Sie tun. Die Verantwortung für Ihre Entscheidungen und Ihr Leben kann Ihnen niemand abnehmen. Es liegt voll und ganz bei Ihnen.

Was werden Sie diese Woche noch verändern?

3.5 Eine Intervention im Ganzen

Einen ökologisch, ethisch, gesellschaftlich und gesundheitlich sinnvollen Weg zu gehen, kann durch das Umfeld und die Umgebung erheblich vereinfacht werden.

Sich zum morgendlichen Spaziergang zu motivieren, schaffen nicht alle. Aber wer einen Hund hat, muss es trotzdem machen.

Sich zu einer besseren Ernährung und dem Training aufzuraffen, ist nicht einfach. Aber wenn es alle engeren Freunde vorleben, dann ist es nur noch eine Frage der Zeit, bis man es selbst auch tut.

Den evolutionären Imperativ „erst bewegen, dann essen" halten nicht viele Menschen in unserer Gesellschaft ein. Naturvölker meistens schon, weil sie keine Kornkammern und Kühlschränke besitzen.

Eine Intervention im Ganzen meint, dass wir uns unsere Umwelt und unser Umfeld so einrichten, dass uns angestrebtes Verhalten vereinfacht wird. Dazu wägen wir Vor- und Nachteile eines Umweltfaktors ab und entscheiden dann, wie groß die Barriere zu diesem Faktor sein soll, die wir dementsprechend selbst errichten. So gestalten wir uns unsere eigene Umgebung weise. Das soll anhand der folgenden Szenarien illustriert werden. Es sind Vorschläge, wie wir zukünftig leben könnten.

Ein Nomadenleben

Benni Chardey ist Schriftsteller. Er hat sich seine Bedürfnisse alle aufgeschrieben und darüber ausgerechnet, wie viel Geld nötig ist, um die daran gebundenen Bedürfnisse zu befriedigen.

Wo es geht, umschifft er das Geldsystem, z.B. über alternative lokale Geldkreisläufe oder Tauschsysteme.

Etwa 4 Monate pro Jahr, normalerweise von September bis Anfang Januar, ist Benni zuhause in Deutschland. In dieser Zeit absolviert er den Großteil des jährlichen Kältetrainings. Danach geht Benni auf

159

Reisen, wo er immer etwa 2-4 Wochen an einem Ort bleibt, manchmal auch länger. So lernt er einerseits die Welt kennen, kann aber andererseits noch gut seine ihm wichtigen Routinen verfolgen. In diesen rund 8 Monaten pro Jahr schreibt Benni Bücher und Beiträge, in Deutschland gibt er auch Lesungen.

Und die restlichen 4 Monate im Jahr, von April bis Ende August, taucht Benni völlig in ein Nomadenleben ein. Dazu sucht sich Benni Orte in der Welt, die relativ wenig besiedelt sind und ihn interessieren. Benni hat bereits mit den Evenkis in Sibirien gelebt, mit Indigenen in Südamerika und auch mit Küsten- und Bergbauernvölkern Afrikas und Europas. Auch hat er in „Earthships", Selbstversorger-Gemeinden in Europa auf dem Land gewohnt oder war auf Segelfahrten auf den Ozeanen.

Solche Lebenserfahrungen geben Benni eine unglaublich tiefgehende Befriedigung. In dieser Zeit ist Benni sehr bewusst im gegenwärtigen Moment. Der Tag besteht aus einfachen Tätigkeiten wie Wanderungen, mühsamen Kletterpartien, der Suche nach Wassergründen, Fischen, Feldarbeit, Hausbau und Reparaturarbeiten, Unterhaltungen oder am Feuer sitzen. Ins Internet kann Benni in dieser Zeit nicht gehen, doch er hat sich diese Barriere bewusst erstellt. Denn in dieser Einfachheit ist Benni gleichzeitig fokussiert und kreativ, was ihm seine Schreibarbeit für den Rest des Jahres enorm bereichert. Eines Tages wird sich Benni irgendwo in der Welt mit seiner noch nicht gegründeten Familie niederlassen. Welcher Ort ihm am besten tut, wird er dann sicher wissen.

Modernes Stadtleben

Ein alter Studienfreund von Benni Chardey kann über so eine Lebensweise nur den Kopf schütteln. Auch Frank hat anerkannt, dass der Mensch die Natur nicht kontrollieren kann, sondern auf sie reagieren muss. Sie nachzubauen ist immer suboptimal. Frank lebt sogar zweimal im Jahr, einmal sommers, einmal winters, 8 Tage wie ein Nomade in der Wildnis, um seinen Organismus zu „resetten"[256].

---

[256] Freese et al. 2016 CT, 4 Tage im DELUX Nationalpark; es gibt verschiedene Studien zu einer solchen vorübergehenden Lebensweise, die erfolgreich eine chronische Metaflammation beenden können | Pruimboom et al. 2016 CT „study of origin".

Trotzdem ist für ihn ein Leben wie es Benni führt, auf Dauer undenkbar. Denn Frank liebt das Leben in der Stadt. Er möchte auch das, was heutzutage, im Jahre 2032 möglich ist, auch nutzen. Zudem ist er heimatverbunden. Für ihn gibt es wie für die Evolution keinen Weg zurück, sondern nur nach vorne.

Frank möchte abends in Bars gehen, ins Theater oder verschiedene Bekannte treffen, die ähnliche Interessen haben wie er. Er möchte für seine Familie da sein, und Tieren helfen. Er möchte Kontakte zu Gleichgesinnten für seine Projekte aufbauen. Er genießt es auch, die Langhantel aus seiner Garage zu holen und im Hof zu trainieren.

Er kann solche Routinen, aber auch die Abwechslung, Möglichkeiten und die kulturelle Vielfalt nur mit festem Wohnsitz in der Stadt nutzen. Dazu arbeitet seine Frau Teilzeit als Lehrerin, sein ältester Sohn wird bald in die Grundschule gehen.

Die Nachteile, die er durch die Stadt hat, wie die Luftverschmutzung und die elektromagnetische Belastung, nimmt er in Kauf, da ihm die Vorteile in seinem Lebensentwurf wichtiger sind. Um die Nachteile wenigstens teilweise abzupuffern, akzeptiert er jeden Tag den kleinen Schmerz. So wird er den großen Schmerz einer Krankheit in der Zukunft verhindern. Er meditiert, geht in der Frühe mit dem Hund raus und nachmittags zum Training. Fast das ganze Jahr über steigt er zum Sonnenaufgang in die kalte Regentonne. Frank hat jedes Mal wieder davor Angst, doch er überwindet sie und das Gefühl der Zugehörigkeit in seinem Freundeskreis hilft ihm überraschenderweise sehr, damit umzugehen.

Von den Erlebnissen und Lebens-Elementen von Bennis Nomadenleben lässt sich Frank gerne unterrichten und nutzt sie als Orientierung, um seinen eigenen modernen Alltag zu verbessern. Manche Sachen werden auch 1:1 transferiert wie das Nutzen von Kerzen am Abend. Doch Frank ist an einem Sättigungspunkt beim Thema Gesundheit angelangt: Das, was er macht, reicht ihm aus, und mehr Aufwand will er nicht betreiben.

Weil über lange Lieferwege, Handelsketten und Arbeitsteilung im Nahrungsmittelsektor die Intransparenz zunimmt, wird diese über politische Maßnahmen künstlich wiederhergestellt. Frank geht also in den Supermarkt, und kann über einen QR-Code Informationen über die einzelnen Nahrungsmittel wie Erntezeitpunkt und –ort, Aminosäuren- und Fettsäurenkomposition und der Mineralisierung bekommen. Auch über die Produktionsbedingungen gibt es Informationen[257].

Manchmal geht Frank auch direkt bei Landwirten einkaufen. Einmal die Woche wird ohnehin die Gemüsekiste geliefert.

Früher hat Frank nachts gearbeitet. Den Preis dafür hat er mit Gesundheit bezahlt. Er war abhängig von starken Medikamenten – Sedativa, um schlafen zu können und andere psychoaktive Substanzen, um wach zu werden. Heute ist er davon fast vollständig losgekommen – ihm war der Preis, den er für seinen Über-Konsum bezahlen musste, schließlich zu hoch geworden.

Aufgrund der erdrückenden Datenlage wurde Nacht- und Schichtarbeit vom Staat gesetzlich ohnehin auf maximal 5 Jahre begrenzt und ist ab dem 35. Lebensjahr komplett verboten worden. Außerdem ist sie staatlich (über Steuern) enorm verteuert worden, um sie unrentabel zu machen: Wer trotzdem nachts arbeitet, bekommt dies übermäßig vergütet, und zusätzlich wird in eine spezielle Krankenkasse einbezahlt.

Frank hat heute einen fortschrittlichen Arbeitgeber gefunden, der die Arbeitsräume nach neuesten wissenschaftlichen Erkenntnissen konstruiert hat und generell das Unternehmen sehr lebensfreundlich führt. Die große Fensterfront wurde aus einem weiterentwickelten Quarz-Kunststoffglas geschaffen, das selektiv für elektromagnetische Wellen ist: Die Sonnenstrahlung wird im kompletten Spektrum eingelassen, genauso wie die Schumann-Frequenz, die die gleiche Frequenz hat wie die Gehirn-Alpha-Wellen; andere Wellenspektren werden dagegen geblockt. Zudem lassen sich Segmente lamellenartig öffnen.

Ausgetüftelte Spiegelsysteme erhöhen bei Bedarf die Lichtintensität im Büro, indem zusätzliches Tageslicht nahezu verlustfrei hereinre-

---

257 Dieser, m.E. sehr sinnvolle Vorschlag wird in dem Wirtschaftsmodell der Gemeinwohl-Ökonomie unterbreitet (geistiger Vater ist Christian Felber).

flektiert wird. Den Mitarbeitern ist es auch gestattet, am offenen Fenster oder draußen zu arbeiten. Dabei überwachen Sensoren die Strahlendosis jeden einzelnen Mitarbeiters. Wird, abhängig vom Hauttyp, eine bestimmte Dosis an den jeweiligen Wellenlängen erreicht, wird der Mitarbeiter angehalten, an einen dunkleren Arbeitsplatz im Büro zu wechseln.

Im Winter werden an sehr düsteren Tagen therapeutisch mittags Lampen eingeschaltet, die etwas UV-Licht enthalten, aber insbesondere auch Infrarot-Strahlung. Zurzeit wird auch eine Art Gewächshaus angebaut und ein Freiluftbüro im Wald für den Sommer installiert, um die Lampen überflüssig zu machen.

Ein Luftaustauscher pumpt unablässig Frischluft aus dem Stadtpark in die lichtdurchfluteten Büros. Zudem stehen viele luftreinigende Pflanzen aus der NASA-Forschung im ganzen Raum. Die Temperatur ist an die Jahreszeit angepasst. Viele der Arbeiter nehmen an den gemeinsamen Zwischenroutinen teil, die vor dem Gebäude im Mini-Waldstück stattfinden.

Die Pflicht-Arbeitszeit von 4 x 4 Stunden pro Woche reicht Frank vollkommen aus, um seine kleine Familie zu ernähren. Es gibt jedoch immer wieder Phasen, in denen er enorme Überstunden macht, da ihn ein Projekt enorm begeistert. Solche Phasen wechseln sich jedoch ab, sodass immer ein Grundstock an Mitarbeitern hochengagiert dabei ist, während ein anderer Teil einen Gang zurückschaltet und sich anderen Dingen widmet.

Eigentlich könnten die Leute auch von zuhause arbeiten. Da neue Mitarbeiter jedoch nicht nur vom Chef, sondern von allen bestehenden Mitarbeitern rekrutiert werden und gezielt Persönlichkeitstests eingesetzt werden, sind die Werte und die Einstellung der Leute sehr ähnlich und die Profile gut ergänzend, sodass fast alle dann lieber im Büro als von zuhause aus arbeiten. Alle bereichern das Team auf unterschiedliche Weise, durch ihre Stärken und Sichtweisen. Frank wird deutlich, dass neuer Stress und moderne Herausforderungen viel häufiger und besser in einer Gemeinschaft Gleichgesinnter lösbar sind.

Stadtplanerisch soll sich in Franks Stadt einiges ändern, nachdem lange darüber diskutiert und dann demokratisch freiwillig darüber abgestimmt wurde. Als Straßen wird es bald nur noch Autobahnen und Landstraßen geben, in der Stadt wird es mit wenigen Ausnahmen nur noch Gras- und Waldbodenwege geben, wo die Menschen barfuß laufen können. Jegliche technische Mobilität in der Stadt ist elektrifiziert und in die Höhe ausgelagert worden oder wird durch eigene Muskelkraft erreicht. Die Menschen fahren nicht mehr in eigenen Autos, sondern nutzen eine Art Taxigondeln, die in einem Gitternetzsystem über der Stadt verkehren.

Es steht nun auf der politischen Agenda relativ weit oben, dass Errungenschaften der Zivilisation gezielt und unter Berücksichtigung wissenschaftlicher Erkenntnisse zur Biologie des Menschen, der Tiere und der Pflanzen eingesetzt werden. Die Politik greift dort ein, wo der direkt individuelle Zugriffsbereich nicht mehr möglich ist.

Wenn Phytoplankton-Präparate weiterentwickelt werden, Sendemasten die ihre Wellen intelligent (d.h. nur bei Bedarf) senden und zudem präzise auf ihr Endgerät ausrichten, warmfarbige elektrische Lichtquellen oder Fensterglasscheiben, die selektiv für elektromagnetische Wellen sind, dann werden diese Errungenschaften vom Wissenschaftsrat des Staates beurteilt und evtl. gefördert. Andere durch Steuern und Zölle benachteiligt. In diesem Bereich besonders innovative und vorbildliche Unternehmen dürfen Forschungskooperationen mit Universitäten eingehen.

Frank ist dankbar, in Deutschland zu leben. Er sieht die Freiheit im Lichte der mit ihr einhergehenden Verantwortung. Er kann sich voll entfalten und sein Glück ist nicht zum Schaden, sondern in Summe zum Gewinn von Mitmenschen und Umwelt.

Primal Farm – eine sesshafte Intervention

Die Primal Farm ist eine selbstgestaltete Umwelt, die die Willenskraftermüdung begrenzt, da hier die Instinkte bereits sinnvoll eingesetzt werden können.

Zwar ist instinktives Handeln bereits Bewusstsein, da es eine Bewegung beinhaltet. Die nächste Stufe des Bewusstseins ist es für diese Menschen jedoch anzuerkennen, dass es dauerhaft zu viel Willenskraft kostet, ständig den biologischen Instinkten und Urtrieben in einer modernen Umwelt zu widerstehen. Deshalb haben sie ihre Umwelt noch weiter verändert.

Die Primal Farm ist eine Synthese von modernen Errungenschaften und einem Leben nach den Gesetzen der Natur. Glasfaserkabel-Internet aber abends Kerzenlicht. Statt im Büro für das Essen zu arbeiten und es dann im Supermarkt zu kaufen, wird in einem kleinen Rahmen direkt für einen Teil der Nahrung gearbeitet. Feuerstelle und Freiluftküche an einer Waldlichtung statt kochen unter Neonröhren.

Der Farm-Bewohner möchte nicht den Preis für das Stadtleben bezahlen. Er (/sie) möchte nicht konstant mit Information stimuliert werden, nicht konstant verschmutzte Luft einatmen, nicht gegen Wände starren sondern den Horizont sehen. Er möchte auch den Wechsel der Tageslichtfarbe sehen, Stille und Naturgeräusche hören. Er möchte nicht in der Wanne sondern im Natursee baden. Unter dem Wasserfall stehen, statt in der Duschkabine. Er möchte die Geschenke der Natur annehmen und nicht als teure Luxusgüter bezahlen.

Alle ein bis zwei Wochen wird die Stadt besucht, manche der jüngeren Farmbewohner bleiben dort auch mehrere Jahre, um zu studieren oder eine Ausbildung aufzunehmen. Ein paar derer, die einst auszogen, kehren später wieder zurück, manche nicht.

Das Aufstehen morgens ist kein Kampf, sondern nötig, um das Sonnenlicht für die Tagesaufgaben auszunutzen. Die Arbeit mit den Freunden und der Familie macht Spaß, ist sinnvoll und wird direkt ersichtlich, z.B. in Form des Abendessens.

Die Gesellschaft flüstert den Farmbewohnern ein, dass ihre Lebensweise ein Rückschritt sei, doch für sie ist es attraktiv und fortschrittlich.

Die Primal Farm ist ein eigener überschaubarer Mikrokosmos und eine bewusste Distanzierung von den Tendenzen der Globalisierung.

Verantwortung und Mitmenschlichkeit werden in einer begrenzten Gruppengröße intuitiv. Auf der Primal Farm leben aktuell 90 Menschen.

Es gibt noch folgende offene Fragen zur Realisierung solcher Farmen (unvollständige Liste):

- **Omega-3-Fettsäuren und weitere Nährstoffe aus dem Meer für die Nahrungsproduktion an Land**: Wird eine solche Farm nicht in Küsten- oder Gewässernähe aufgezogen, ist es notwendig, eine ökologisch verträgliche Lösung zum Einbringen und Anreichern dieser marinen Nährstoffe in die terrestrische Nahrungskette zu finden. Die Erfindung des Ackerbaus vor 12.000 Jahren und die damit verbundene Urbanisierung und Besiedlung des Landesinneren lässt sich nun mal nicht mehr rückgängig machen. Trotzdem kursieren die Omega-3-Fettsäuren DHA und EPA in einer für Säugetiere optimal nutzbaren Form in der Natur primär in **marinen** Nahrungsketten, und zwar hier ab dem Zooplankton aufwärts[258]. Planktonzucht an nachgestellten marinen Ökosystemen, Planktonfütterung von Hühnern und milchgebenden Tieren[259] und Insektenfarmen (z.B. Mehlwürmer) sind bisherige Ideen um hier eine umweltverträgliche Lösung zu finden.

- **Mikronährstoffdichte**: Wie kann die Bodenqualität verbessert werden und sichergestellt werden, dass dort alle notwendigen Mineralien angereichert werden? Bodenqualität, Wachstumsgeschwindigkeit oder Düngung sollen auf eine Maximierung des Mineralien- und Vitamingehaltes pro Kilokalorie ausgerichtet werden und nicht des Ertrages. Außerdem sollen die Pflanzen dosiert gestresst werden, damit die Xenohormesis stattfinden kann.

---

[258]   Christensen et al. 1995 Tierversuche, Messung Absorptionsraten | Sala-Vila et al. 2008; Christensen et al. 1995 Review. Damit DHA für Säugetiere besser nutzbar wird, muss es in der Mitte des Glycerols hängen; Zooplankton zieht die randständigen DHA-Ketten der Algen in die mittlere Position des Fett-Moleküls, d.h. Algen-DHA ist schlechter für uns nutzbar; je kälter, desto höher der DHA-Gehalt in der Nahrungskette; Auster, Sardinen, Schellfisch, Hering sind DHA-reich.
[259]   Lemahieu et al. 2013 Testung verschiedener Spezies, Phaeodactylum and Isochrysis am effektivsten für DHA-Anreicherung, andere transferieren auch Carotenoide in das Eigelb.

- **Pflanzenschutz**: Wie können pflanzenschädigende Insekten reguliert werden? Möglichkeiten hier sind natürliche Fressfeinde einzusetzen, sowie geschickte Sortenreihenfolgen (zeitlich und örtlich).

Welche Elemente der Zivilisation möchten wir in eine solche selbstgestaltete Lebenswelt, einer Synergie aus menschlicher Evolution und Moderne, mit aufnehmen? Die Erfahrung und das Testen solcher Szenarien werden Antworten liefern und weitere Fragen aufwerfen.

Schlusswort

Sie wissen jetzt, dass Sie zumindest teilweise selbst entscheiden können, welche Ihrer Gene Sie abrufen, indem Sie Ihre Umgebung gestalten und damit den Kontakt mit Ihrer Umwelt dosieren. Natürlich gibt es auch unbeeinflussbare Faktoren.

Doch im Großen und Ganzen haben Sie nun den Schlüssel für Ihre Gesundheit selbst in der Hand. Es ist Befreiung und Verantwortung zugleich. Sie können in jedem Moment mit nur einer Entscheidung alles verändern, zum Positiven oder zum Negativen. Ob es Ihnen bewusst ist oder nicht.

Alles worauf wir nachhaltig hinauswollen, fußt auf unserer Gesundheit, auch wenn sie wenige direkt anstreben. Das merken wir dann, wenn wir krank werden.

Ich möchte herausstellen, dass der Schmerz, der uns fehlt, die Reize und Signale der Umwelt, uns von der Natur geschenkt werden. Ich habe hier bewusst darauf verzichtet, primär Supplemente oder technische Lösungen anzupreisen, die sicherlich auch alle ihre Berechtigung haben können. Sonne, Kälte, Wald, regionale Nahrung und Wasser sind die Basis, getestet und optimiert in 4 Milliarden Jahren Evolution und hocheffektiv. Alle wesentlichen Informationen dazu haben Sie für den Preis eines Abendessens hier bekommen. Nutzen Sie sie geduldig und beharrlich!

Es hat mir, zumindest zeitweise enorme Freude bereitet, dieses Buch zu schreiben. Und es ehrt mich zugegebenermaßen, dass Sie gerade diese Zeilen lesen.

Die Weiterreise wartet nun, für Sie und auch für mich.

Ich bedanke mich, dass ich Sie dabei ein Stück weit begleiten durfte. Es würde mich sehr freuen, wenn Sie mir und auch Ihren Freunden und Bekannten von Ihrem Reiseweg, der durch dieses Buch inspiriert wurde, berichten würden.

Erik Pfeiffer

Wie es weitergeht

Ein Buch wird nie fertig, sondern der Autor entschließt nur an einem bestimmten Zeitpunkt, es der Öffentlichkeit zu übergeben.

Trotz großer Sorgfalt ist es sehr wahrscheinlich, dass dieses Buch Passagen enthält, die nach Veröffentlichung überarbeitet oder vielleicht sogar widerrufen werden müssen. Besonders bei den Themen Licht (Optogenetik), Elektromagnetismus, Quantenbiologie und Neuroanatomie wird immer weiter geforscht und Wissen präzisiert werden.

Manches hier kann man vielleicht als wissenschaftliche Fakten zählen. Anderes sind schwach belegte Hypothesen meinerseits oder auch von anderen. Selbst wenn eine Aussage mit Fußnote belegt ist, ist das noch immer eine Hypothese der Studienautoren und von mir.

Hinterfragen Sie diese bitte. So kann sich alles weiter entwickeln.

Dieses Buch ist auf Kompaktheit ausgelegt und bietet einen Überblick des „größeren Ganzen". Wir haben die menschliche Chronobiologie komplett abgearbeitet. Wenn Sie noch tiefer in die Quantenbiologie des Lichtes einsteigen möchten, tragen Sie sich bitte für diese Mailing-Serie zum Thema Licht ein: www.ehsl.de/licht.

So werden Sie auch in Zukunft Informationen erhalten, wenn ich andere tiefergehende Bearbeitungen zu anderen relevanten Themen erstelle. Ich werde Sie jedoch nur kontaktieren, wenn ich wirklich etwas habe, was Ihnen helfen könnte.

Es ist auch eine Möglichkeit, damit wir in Kontakt bleiben können. Danke.

Kontakt

Mich würde es sehr freuen, wenn Sie mir schreiben würden – egal ob positiv oder negativ (aber bitte konstruktiv). Mich interessiert nicht nur Ihre Meinung. Auch für generelle Gedanken, Anregungen etc. bin ich offen. Je nach Anzahl der Zuschriften kann ich eventuell nicht auf jede antworten. In diesem Fall behalte ich mir vor, nach persönlichem Interesse zu antworten. Ich lese jedoch auf jeden Fall jede einzelne Zuschrift. Sie erreichen mich unter: erik@ehsl.de

Zudem möchte ich Sie noch bitten, wenn Ihnen das Buch gefallen hat, eine Bewertung bei amazon.de zu hinterlassen.

Anhang I: Weitere Ressourcen und Anmerkungen

Kurze Anmerkung zu den Fußnoten

Ich habe mir Mühe gegeben, die Referenzen so nachvollziehbar wie möglich zu gestalten.

Manchmal sind die Papiere mit einem Sternchen gekennzeichnet, was ausdrückt, dass ich diese, meist Übersichtsarbeiten, d.h. Reviews, weiterempfehlen kann.

x*   *Durchaus lesenswert*
x**   *Sehr lesenswert*
x***   *Unbedingt lesenswert*

Zudem habe ich die verwendeten Studien in der Fußnote genauer klassifiziert, damit man schnell ihre Übertragbarkeit auf Allgemeingültigkeit einschätzen kann:

OS = *observational study*: Beobachtung/Datenerhebungen bei Menschen ohne Variablen zu manipulieren – geringe Evidenz, eher als Ausgangspunkt für weitere Forschungen zu sehen.

CT = *clinical trial*: Experiment/Messungen an Menschen, d.h. eine Variable wird manipuliert und gemessen was sich verändert – hohe Evidenz, wenn die Studie gut gemacht wurde.

RCT = *randomized controlled trial*: Randomisierte Studie an Menschen mit Kontrollgruppe, die keine bzw. eine Placebointervention erhalten – sehr hohe Evidenz.

n = Anzahl Probanden

Mögliche weiterführende Medien

Hervorragender Einführungstext zum Erlernen der **Meditation**: www.urgeschmack.de/meditation-nahrstoff/;
gut und kurz zusammengefasst (Englisch): https://www.quora.com/What-are-some-useful-skills-I-can-learn-in-minutes/answer/Shane-Melaugh-1
ein weiterer guter Text dazu: www.aesirsports.de/2015/05/mens-fortis-einfuehrende-gedanken-meditation/
Eine oft empfohlene App (Englisch): www.headspace.com

Wirk+Koch-Buch – in diesem Buch geht es um die bereits angeklungene *Nahrung als Medizin*. Es werden Kochrezepte und auch weitere Verhaltensmaßnahmen zur Begegnung verschiedener Konditionen wie einer Cortisolresistenz aufgeführt.

www.edubily.de/konzept – eine herausragende, sehr informative Seite für alle, die sich für biochemische Aspekte der menschlichen Gesundheit, aber auch insbesondere der Leistungsfähigkeit interessieren. Es wird zudem alles in einem größeren Zusammenhang betrachtet.

Ressourcen zur Evolution des Menschen:

- www.evolution-mensch.de – eine hervorragende Seite mit Texten und Forschungsnachrichten über die Stammesgeschichte unserer Spezies.

- www.becominghuman.org – englische Internetseite zur menschlichen Evolution.

www.jackkruse.com – Einblicke in die Quantenbiologie (Quantenphysik) mit praktischer Relevanz. Jedoch auf Englisch und nicht immer einfach nachzuvollziehen, z.T. auch verworren. Ist also eher etwas für „Nerds", nichtsdestotrotz eine wichtige Inspiration für dieses Buch.

www.me-improved.de – ein interessanter, philosophischer und breit angelegter Blog zu einem guten und gesunden Leben, immer am Puls der Forschung.

Die Uni Wageningen in den Niederlanden forscht zur Gewinnung von langkettigen Omega-3-Fettsäuren an Land.

Empfohlene Therapeuten und Coaches

Im Internet finden sich relativ viele wertvolle und gute weiterführende Informationen. Wenn Sie mehr von der Zeit der Leute möchten, die sie bereitstellen, kontaktieren Sie sie:

- Sascha Fast, Bielefeld; http://www.saschafast.de/

- Leo Pruimboom, Groningen (Niederlande); ein Mensch mit unglaublich großer Erfahrung und Breite in seinen Ansätzen.

- Christian Zippel, Rügen, Coaching um den Körper wieder zu begeistern und den Geist zu verkörpern:
  http://www.christian-zippel.de/; kostenlose Infos: www.facebook.com/christian.zippel

- Insbesondere für Krafttraining und ganzheitliche Physiotherapie empfehlenswert: Chris Eikelmeier (NRW); info@strengthfirst.de

- Markus Stark, Steiermark, Kärnten (Österreich), empfehlenswerter kPNI-Therapeut; http://nahrung-als-medizin.eu/1230/home/persoenlicher-termin

- Vielleicht finden Sie auch hier einen guten Therapeuten, die meisten kenne ich jedoch nicht: http://kpni.de/expertensuche.html

- Um sich in die Liste für ein Coaching bei mir einzutragen, gehen Sie bitte auf folgende Seite: www.ehsl.de/coachinganfrage. Auf meiner Webseite (www.ehsl.de) und YouTube finden Sie bereits viele kostenlose Informationen.

Attributionen

In diesem Buch nutze ich für die Grafiken Icons. Hier werden die Lizensierungstypen erklärt: https://creativecommons.org/share-your-work/licensing-types-examples/

Um alle genauen Zuordnungen der Icons und verwendeten Bilder einzusehen, bitte ich darum, die folgende Seite (2. Hälfte) aufzurufen: http://ehsl.de/datenschutz-lizenzen/ Ich möchte den Designern hiermit danken.

Danksagung

Erst einmal möchte ich Ihnen danken, dass Sie das Buch gelesen haben. Ehrlich, vielen Dank dafür!

Folgenden Personen möchte ich noch einzeln danken, weil sie direkt bei der Entstehung und Formung dieses Buches mitgewirkt haben:

Leo Pruimboom, der „ultim" denkt, und die Ursache von der Ursache sucht. Er hat mir in meinem Leben wichtige Anstupser gegeben.

Sascha Fast, der eine oft ähnliche Einstellung zum Leben hat wie ich. Auch er inspiriert und motiviert mich enorm und fördert mich auch. *Talk the talk only if you walk the walk.*

Dr. D. Eßfeld, einem ehemaligen großartigen Professor in Köln danke ich für seine Vorlesungen und Seminare, die mich extrem weitergebracht haben. Er hat sich nach jeder Veranstaltung immer die Zeit genommen, mir Antworten auf meine nicht endenden Fragen zu geben.

Beate Weltgen, bei der ich die Meditation gelernt habe und die mich auf meinem spirituellen Weg begleitet und unterstützt. Sie ist meine Mentorin.

Meinem besten Kritiker und Freund Johannes Rieke und meinem Bruder Kai, die ich immer wieder mit frühen Prototypen dieses Buches und Grafiken nerven durfte.

Ich danke außerdem den folgenden Beta-Lesern, die das Buch im August 2016 vorab gelesen haben:

Sandro Stehle
Kai Schnieder
Eva Neumeyer
Sebastian Proschinger

Danke, dass ihr euch die Zeit genommen habt! Ich weiß das wirklich zu schätzen!

Die Coverzeichnung hat Marie-Luise Hemker erstellt (http://www.yogahomeomega.com/ in Köln) und Gerard Ivanov (via upwork.com) bearbeitet. Das Layout hat Ille Andreea Flavia gemacht. Alle waren sehr geduldig mit mir.

Auch den vielen Forschern, deren mühsame und langwierige Arbeit ich (oft kostenlos) lesen konnte und zitiert habe, danke ich.

Außerdem danke ich dem Internet, welches es mir ermöglicht, mit mir sonst nicht zugänglichen Informationen und Menschen in Kontakt zu treten.

Meinen Eltern, die mich zwar immer recht skeptisch beäugen, aber mir die Zeit zum Buchschreiben ermöglicht haben. Ich hab euch lieb :)

Und ich danke allen meinen Freunden und Begleitern, heute nahe-stehenden und vergangenen in allen Lebensabschnitten, die hier ungenannt bleiben.

Danke.

Weitere Projekte

Dieses Buch ist zumindest zum Teil mithilfe des Zettelkasten-Prinzips entstanden[260]. Mit meiner aktuellen Open-Source-Software „ZKN3" (von Daniel Lüdecke) stoße ich jedoch auf mehrere Begrenzungen; besonders die Suchfunktion weist bezüglich Geschwindigkeit und Nutzerfreundlichkeit Schwächen auf; auch fehlen ein paar Automatismen. Deshalb besteht die Überlegung, in das Weiterentwickeln dieser oder Entwickeln einer neuen cross-platform Software nach meinen Vorstellungen zu investieren. Die führenden Experten im deutsch-sprachigen Raum sind die Autoren des Blogs www.zettelkasten.de.

Außerdem möchte ich das Know-How zusammentragen, welches es vegan und vegetarisch lebenden Menschen ermöglicht, die Versorgung mit möglichen Mangel-Nährstoffen zu sichern, damit diese Säule eines guten Lebens stabil steht.

---

[260] Schlagwort-basierte und im Prozess des Zyklus' zeitlich verzögerbare Wissensverwaltung, m.E. ein Muss für jeden Wissensarbeiter heutzutage. Aktuell würde ich die App Evernote empfehlen, diese ist jedoch in der Vollversion kostenpflichtig, und für mich lange nicht zufriedenstellend.

Anhang II: Inhalts- und Literaturverzeichnis

Inhaltsverzeichnis

Literaturverzeichnis

Die verwendeten Quellen finden Sie unter diesem Link:
www.ehsl.de/pLiteratur

Dort finden Sie auch nochmal alle wichtigen, im Buch aufgeführten Links zu anderen Webseiten.

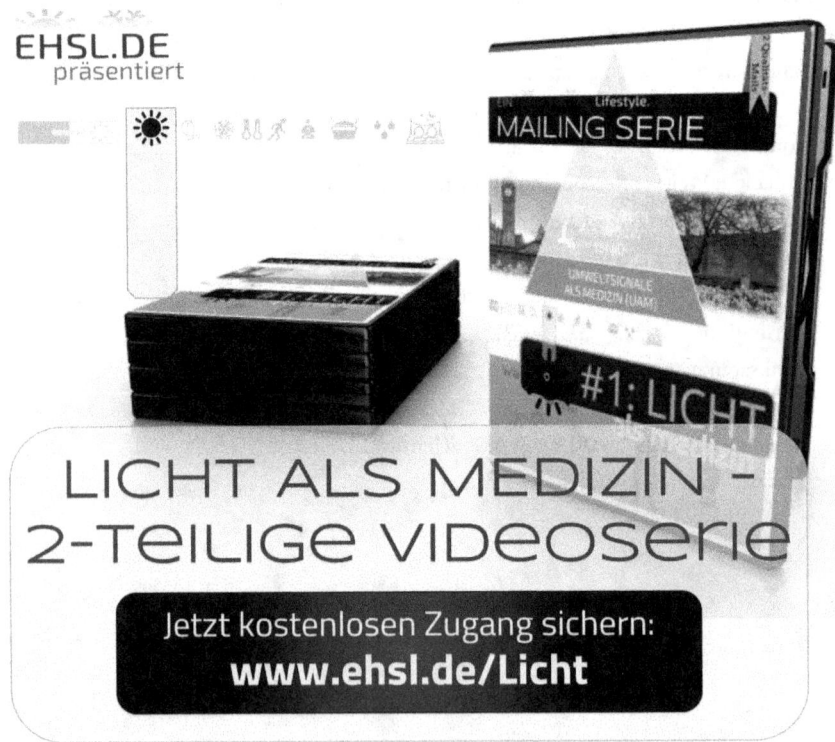